# 哮喘用药与饮食调养

主　编

陈惠中

副主编

王曙东　陆健敏

编著者

陈　斌　陈　胜　孙文娟　刘新卷

张文君　陈晓清　徐　锋　朱华路

王曙东　陆健敏　陈惠中

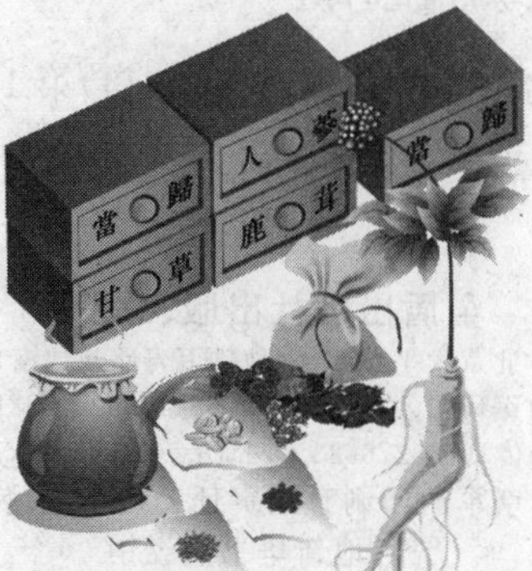


金盾出版社

## 内容提要

本书从中西医用药与饮食调养等几个方面，介绍了哮喘的一些经验治疗方法，包括哮喘的一般医学知识、哮喘用药、哮喘患者的饮食调养原则和饮食宜忌、哮喘的药膳方和食疗方等。其叙述深入浅出、通俗易懂，内容科学实用、准确详细，可操作性强，既适合患者及其家属阅读，也可供社区及基层医护人员参考。

**图书在版编目(CIP)数据**

哮喘用药与饮食调养/陈惠中主编．—北京：金盾出版社，2015.4(2019.3重印)

ISBN 978-7-5082-9614-2

Ⅰ.①哮…　Ⅱ.①陈…　Ⅲ.①哮喘—用药法②哮喘—食物疗法　Ⅳ.①R562.205②247.1

中国版本图书馆CIP数据核字(2014)第178001号

**金盾出版社出版、总发行**

北京太平路5号(地铁万寿路站往南)

邮政编码:100036　电话:68214039　83219215

传真:68276683　网址:www.jdcbs.cn

北京军迪印刷有限责任公司印刷、装订

各地新华书店经销

开本:850×1168 1/32　印张:8.25　字数:177千字

2019年3月第1版第3次印刷

印数:7 001～10 000册　定价:23.00元

# 前言

哮喘，即支气管哮喘，是一种常见的发作性的肺部过敏性疾病。目前认为，哮喘是一种气道的慢性炎症性和气道高反应性疾病。当哮喘发作时，慢性炎症的气道反应性增高，气道壁肿胀，气道狭窄，气道产生黏液，导致气道阻塞和气流受阻，患者会出现咳嗽、喘息、胸部憋闷的症状，此为哮喘发作时的病理基础。世界各地的哮喘发病率不同，国外几个调查报告指出，儿童哮喘的患病率为 0.2%～7.4%，成人哮喘的患病率为 1.1%～9.9%。据美国报道，近几十年来，美国的哮喘发病率增加了 7 倍，现在为 4%。目前，我国人口哮喘发病率为 1%～4%，而儿童哮喘患病率近 10 年内上升了 1～2 倍。哮喘如不及时治疗，随着病程的延长和病情的不断加重，会产生气道不可逆狭窄和气道重塑，从而引发慢性支气管炎、肺气肿、肺源性心脏病、心功能不全等严重并发症，可危及人的生命。因此，加强哮喘的防治具有十分重要的意义。我们编写《哮喘用药与饮食调养》一书的目的，就是从中西医用药及药膳和食疗等几个方面，给哮喘患者提供一些经验治疗方法，从而解除患者的痛苦。

本书分为三部分：第一部分为哮喘的一般医学知识；第二

部分为哮喘用药，包括西医用药和中医用药；第三部分为哮喘患者的饮食调养，包括饮食调养原则和饮食宜忌、药膳方和食疗方。其内容深入浅出、通俗易懂、科学实用，所介绍的西药、中药、药膳和食疗方具体详细，既适合患者及其家属阅读和使用，也可供社区及基层医护人员参考。

本书所汇集的资料，来自国内外很多书刊杂志作者的辛勤劳动，在此表示衷心感谢！因编者水平有限，书中难免有错误和不足，恳请读者批评指正。

陈惠中

# 目录

## 一、哮喘的一般医学知识

## 二、哮喘用药

## 三、哮喘患者饮食调养

# 一、哮喘的一般医学知识

## （一）哮喘及其发病率

### 1. 哮喘的概念

哮喘，为支气管哮喘的简称，它是一种常见的发作性的肺部过敏性慢性疾病。有过敏体质的人，当吸入过敏性物质或发生气管感染时，可引起不同程度的弥散性支气管痉挛、黏膜水肿、黏液分泌增多及黏膜纤毛功能障碍等病理变化，从而出现喘息症状。临床特点为发作性胸闷、咳嗽，或典型的以呼气为主的伴有哮鸣音的呼吸困难，可经平喘药物治疗或自行缓解。不发作时，可以完全没有症状。长期反复发作，可并发慢性支气管炎和肺气肿。哮喘发作常有季节性，春、秋发病率较高，寒冷地区比温暖地区高。可发生于任何年龄，但50%以上在12岁以前发病。男孩患者多于女孩，成年男女发病率大致相仿。约20%的患者有本病的家族史。

### 2. 中医对哮喘的认识

哮喘之症，古已有之，中医学对它早有认识。古医书中所提到的“痰喘”“气喘”“短气喘息”等，都属于这个范畴。但后来，支气管哮喘(简称哮喘)在中医临床中多属“哮”和“喘”的范畴，两证各有所指。

“哮”以声言，气为痰阻，呼吸有声，喉若曳锯，甚则痰咳不能卧息。其中又分为痰哮、风哮、水哮、食哮、甜哮、酒哮、醋哮、寒包热哮、烟煤哮、油气哮、鸡鸭哮、海腥哮等多种。

“喘”以气言，肺肾之气，升降异常，则张口抬肩，气道奔迫，不能连续以息。其中又分为气喘、痰喘、火喘、水喘、风寒喘、肾亏喘、肺虚喘、胃寒喘等多种。

中医临床明确指出，哮证多有兼喘，而喘证则有不兼哮的。所以，当今高气道反应性支气管哮喘，实为哮而兼喘，非中医之喘。

### 3. 职业性哮喘

职业性哮喘是指在生产过程中长期吸入与职业有关的刺激性或致喘性气体和粉尘等引起或激发的哮喘病。如不及早脱离此种工作环境，可使哮喘发作日益加重，难以治疗。临床上以咳嗽、胸闷和喘息为主要特征。职业性哮喘，因发病情况错综复杂，故诊断较为困难。据国外统计，约有2%的哮喘是由职业性因素引起的。职业性哮喘的流行取决于工人在工作场所接触原料的性状及其在空气中的浓度。在日本，男性哮喘患者中，职业性哮喘占15%；据德国统计，约有20%的面包师最终出现哮喘症状，考虑其原因与接触面粉有关；在电子工业中根据大规模调查证实，由树脂烟雾引起哮喘的比例与面包师职业相似；英国统计，锯木厂和家具厂工人因常与西洋杉接触，发生西洋杉哮喘者约为5%。随着我国工农业建设的发展，工人与新原料的接触增多，职业性哮喘也在增多，应引起重视。

## 4. 运动性哮喘

目前多数人认为，运动性哮喘应该是指在一定运动量以后，引起气管痉挛，气道阻力增加，导致哮喘加重或原喘息症状明显加重。数百年前，人们就认识到运动可诱发喘息发作，尤其哮喘患者更易发生。因此，多年来，人们限制哮喘患者从事剧烈运动。但也有人注意到，一些患者适当运动可以改善肺功能，从而建议，恰如其分的运动可以作为哮喘的康复措施之一。运动性哮喘，多发生在哮喘病患者，健康人很少发生。有60％～80％的哮喘患者，在剧烈运动数分钟后，可引起哮喘发作。运动性哮喘不是一个独立疾病，绝大多数情况下，它仅仅是哮喘患者在运动条件下诱发哮喘发作而已，可以说是哮喘患者的一种症候群。这些患有运动性哮喘的患者，亦多具有其他哮喘患者的特点，其发病、病程及缓解规律也和一般哮喘患者一样。儿童哮喘患者，运动性哮喘发病率远高于成年人，且男性多于女性。

## 5. 阿司匹林哮喘

无论既往有无哮喘发作病史，当口服阿司匹林、索米痛片(去痛片)、安乃近或对乙酰氨基酚等后，出现哮喘发作，称为阿司匹林哮喘。这是药物性哮喘的一个重要类型。它与药物过敏反应不同，一些能诱发哮喘的药物之间并不存在共同的化学结构。关于阿司匹林哮喘的发病机制，近年来提出的前列腺素学说引起了医学界的重视。阿司匹林能抑制环加氧酶，从而抑制前列腺素 E 的生物合成，使花生四烯酸沿脂氧合酶的途径合成白细胞三烯，此为慢反应物质，可引起支气管平滑肌强烈而持久的收缩，从而导致哮喘发作。阿司匹林哮喘的特点是内源性、非特异性和发作无季节性。对吸入性过敏原的皮试结果呈阴性反应，血清免疫球蛋白 E(IgE)多在正常范围。此类哮喘并非少见。据国外资料统计，有 1%～3%的哮喘发作是阿司匹林哮喘。

### 6. 哮喘性支气管炎

哮喘性支气管炎，是一种婴幼儿时期的呼吸道过敏性疾病。本病是哮喘在婴幼儿时期的特殊表现，部分患儿可发展成典型的支气管哮喘。其发病常与支气管感染有关，可由多种病毒及细菌引起，常见的有鼻病毒、副流感病毒、流感病毒、腺病毒、合胞病毒和肺炎支原体等。有过敏体质，是发病的内因。

本病多发生于 1～3 岁婴幼儿，尤其是肥胖及有湿疹史或家族过敏史的患儿更多见。发热一般不高，有轻度上呼吸道感染症状，伴喉部喘鸣声。夜晚或清晨哭闹时，咳喘加重，似哮喘样。听诊，可闻及呼吸延长，有哮鸣音，吸气时可有湿啰音。根据本病发病年龄，单用解痉药不易控制咳喘，可与支气管哮喘相鉴别。

哮喘性支气管炎，仍属于中医“哮喘”范畴。本病系小儿禀赋不足，痰伏肺窍，遇到外邪侵入、气候变化、饮食改变或接触其他物质而诱发。随着小儿生长发育渐臻完善，发病可逐渐减少，大部分可终身缓解。本病以脾肺虚为主，肾虚则少见，故急性期以宣肺化痰为主，缓解期以健脾为主。

### 7. 肺心病哮喘

肺源性心脏病，是指由胸廓、肺组织或肺动脉及其分支的病变，引起循环阻力增加，发生肺动脉高压，导致右心室肥厚、扩大或右心衰竭的一种心脏病，简称“肺心病”。本病的病因，主要是由慢性支气管炎并发肺气肿，以及与支气管哮喘、肺结核、矽肺、支气管扩张、胸廓畸形、胸膜增厚等密切相关。

肺心病哮喘患者，一般表现为长期慢性咳嗽、咳痰和哮喘，逐渐出现乏力、呼吸困难、心悸、气急、发绀等症状，严重时出现缺氧和二氧化碳潴溜、呼吸循环衰竭，如不及时抢救，可导致死亡。本病主要诊断依据是，慢性肺部疾病，有长期咳喘及肺气肿；肺动脉高压，右心室肥厚、扩大和(或)右心功能不全等表现。

肺心病哮喘，属中医“咳嗽、哮喘、饮病、心悸怔忡、痰厥”等范畴。中医学认为，外邪或痰饮久留于肺，导致肺系功能障碍，失却主气、司呼吸的作用，故气喘经久不愈，乃至肺脏变形；脾失输布水谷之精气，聚湿成痰，故痰多。因心主血脉、肺主气，并居于上焦，故正常血气相随，如有气虚，则心阳无力推动血液运行，故心悸、气短，动则加剧，乃至口唇青紫，严重时可引起气血阴阳衰竭。

## 8. 心源性哮喘

心源性哮喘，大多是由于高血压、冠状动脉硬化、二尖瓣狭窄等所导致的左心衰竭引起，多见于老年人。临床上，以晚上阵发性发作为多见，症状为气急、胸闷、呼吸急促而困难，有咳嗽及哮鸣音。严重者，有发绀、面色灰滞、冷汗、神志紧张而恐惧，与哮喘急性发作相似。除有哮鸣音外，常咳大量血性稀薄水样或泡沫状痰，双侧肺底有湿性啰音，脉搏细弱频数，心向左扩大，可有杂音，心律失常甚至有奔马律等。

本病禁用肾上腺素，但用吗啡有特效，与支气管哮喘的治疗正好相反，此点有助于两者的鉴别诊断。在临床急诊中，心源性哮喘与支气管哮喘急性发作一时鉴别有困难时，可先用氨茶碱静脉注射，而不能用肾上腺素或吗啡。两者的主要鉴别要点，见表1-1。

**表1-1　心源性哮喘与支气管哮喘的鉴别**

| 心源性哮喘 | 支气管哮喘 |
|---|---|
| 病史短，发作较少 | 病史较长，经常发作 |
| 有高血压、冠状动脉硬化、二尖瓣狭窄或慢性肾炎等病史 | 无心脏病史 |
| 发病大多在40岁以上 | 初发年龄较小 |
| 一般无个人及家族过敏史 | 大多有家族及个人过敏史 |
| 情绪较紧张，脉搏细数不规律，出冷汗 | 一般情况及脉搏等均良好 |
| 心脏向左扩大 | 心脏一般缩小 |
| 臂到舌循环时间延长 | 臂到舌循环时间正常 |
| 血液及痰液中无嗜酸性粒细胞增多现象 | 血液及痰液中嗜酸性粒细胞增多 |
| 不宜用肾上腺素 | 肾上腺素及氨茶碱效果良好 |
| 吗啡或罂粟碱有效 | 禁用吗啡 |

## 9. 嗜酸性粒细胞增多性哮喘

嗜酸性粒细胞增多性哮喘，又称肺嗜酸性粒细胞浸润症，它是由各种不同病因所引起的肺部反应性表现，主要包括热带性嗜酸性粒细胞增多症、哮喘性肺嗜酸性粒细胞浸润症和暴发性嗜酸性粒细胞增多综合征等。嗜酸性粒细胞增多性哮喘，与支气管哮喘不同，不一定有过敏体质或抵抗力降低的前提，大多由于环境中或体内潜在大量强烈的致敏性或刺激性物质而引起较急性的哮喘发作。例如，药物中最容易致敏者为青霉素，大量吸入或大量应用时，虽无过敏体质亦易致敏。其临床表现可有皮疹、哮喘、发热或休克，或嗜酸性粒细胞增多等，亦可能为嗜酸性粒细胞增多及兼有哮喘。又如大量真菌孢子的吸入或一次感染大量蛔虫后，可引起暴发性嗜酸性粒细胞增多综合征，常有乏力和哮喘等表现。因此，嗜酸性粒细胞增多、哮喘、肺部浸润、咳嗽、乏力、脉管炎，甚至肝、脾大等，都可由一种病因而引起的一种或几种巧合的过敏反应。它们与一般的支气管哮喘的鉴别，见表1-2。

**表1-2　支气管哮喘与各种肺嗜酸性粒细胞浸润症的鉴别**

| 项　目 | 支气管哮喘 | 热带性嗜酸性粒细胞增多症 | 哮喘性肺嗜酸性粒细胞浸润症 | 暴发性嗜酸性粒细胞增多综合征 |
|---|---|---|---|---|
| 过敏史 | 较强 | 弱或缺如 | 过敏体质 | 弱或缺如 |
| 病因 | 外因较难发现且复杂 | 丝虫 | 曲霉菌，部分原因不明等 | 蛔虫，真菌孢子等 |
| 病程 | 长 | 较短 | 长或短 | 短暂 |
| 病史特点 | 季节性、突发性、间歇性、反复性 | 刺激性干咳伴发热、乏力，去除病因后无复发倾向，肝脾大 | 阵咳、多汗、低热，曲霉菌感染者痰黏，可有棕黄色痰栓出现 | 发病急、干咳、低热，无复发倾向 |
| 流行情况 | 散发性 | 散发性 | 散发性 | 多集体发病 |
| 白细胞计数 | 正常 | 稍增高 | 正常 | 轻、中度增高 |
| 嗜酸性粒细胞 | 可增高，但小于30% | 明显增高（20%～70%） | 明显增高 | 明显增高 |
| 肺部浸润 | 少见 | 弥散性斑点状 | 曲霉菌为斑片状或结节状阴影 | 肺纹理增深，小片状、点状浸润 |
| 解痉剂效果 | 显效 | 效差 | 有一定效果 | 有一定效果 |

## 10. 咳嗽变异性哮喘

咳嗽变异性哮喘，又称过敏性咳嗽，它是一种特殊类型的哮喘，时常会被误认为是支气管炎。此类患者的特点是并无喘息，而是以慢性咳嗽为主要表现，常在夜间或清晨急性发作，这种咳嗽常与闻到刺激性气味、吸入冷空气或变应原、剧烈运动等有关。另外，此类患者常伴有变态反应性鼻炎或其他变态反应性疾病。变应原检测呈阳性，支气管激发试验阳性，表明气道反应性增高。本病的发病机制和病理变化与哮喘有相似之处，也是一种以气道高反应性为特征的慢性炎症性疾病。有观察表明，10％～30％的咳嗽变异性哮喘，如果不进行正规治疗，若干年后，可发展成为典型性哮喘。所以，咳嗽变异性哮喘可能是典型哮喘的早期阶段。本病的诊断标准如下。

(1)咳嗽持续或反复发作超过 1 个月，常在夜间和(或)清晨发作，运动、遇冷空气或闻到特殊气味后加重，痰少，临床上无感染征象，或经较长时间的抗生素治疗无效。

(2)支气管舒张剂诊断性治疗，可使咳嗽发作缓解，为基本诊断条件。

(3)有个人或家族过敏史、家族哮喘病史者，过敏原(或变应原)检测阳性，可作为辅助诊断。

(4)排除其他原因引起的慢性咳嗽。

## 11. 月经性哮喘

月经前 1 周内及月经期，易发生规律性的哮喘症状，其症状往往在月经前 2～3 天恶化，称为“月经前哮喘”，月经开始后症状又自行缓解或逐渐减轻。其严重程度不一，大多数单纯性月经性哮喘者病情并不严重，少数常年哮喘者月经期加重，如未予正规治疗，可危及生命。大多数仅发生在月经周期，只有少数患者每个月经周期均可发生，而妊娠期多明显缓解。目前普遍认为，血浆中内源性前列腺素升高，是月经性哮喘发病的重要环节。本病的可能发病机制如下：①内源性前列腺素分泌增多。②体内雌激素和黄体酮水平下降。③痛经。④月经前和月经期，免疫情况变化。

## 12. 难治性哮喘

难治性哮喘的特点是，症状迁延不愈，病情恶化，有持续可逆性气道阻塞，尽管吸入高剂量糖皮质激素，如成人每日用2 000微克倍氯米松（必可酮），或1 600微克布地奈德（普米克），或1 000微克氟替卡松（辅舒酮），仍长期要依赖短效$\beta_2$受体阻滞剂。有些患者，可能需要脉冲式或连续性口服糖皮质激素，以达到控制哮喘的目的。但为了达到减少长期全身应用糖皮质激素的不良反应，应考虑选择联合治疗的方法，最常用的是加用长效$\beta_2$受体激动剂或白三烯调节剂。

## 13. 危重症哮喘

危重症哮喘，又称为“哮喘持续状态”，是指哮喘发作时经常规治疗后，仍有进行性加重的呼吸困难的哮喘危重状态，它是指一次发作的严重度而言，并不代表患者日常的病情分级状况，它多见于重症的哮喘患者。此时，由于支气管严重阻塞，威胁生命，应该积极救治。部分患者的病情，是在一段时间内呈逐渐加重的表现；也有一些患者，是在间歇一段相对缓解的时期后突然出现急性发作，如未能及时有效治疗，可在数分钟至数小时内死亡，这就是所谓的“哮喘猝死”。因此，危重哮喘发作时，应及时送医院救治，以尽可能避免严重事件的发生。

## 14. 哮喘的患病率

由于气候环境、生活条件、职业等因素的不同，世界各地的哮喘患病率是不一样的。国外几个国家的调查报告指出，儿童哮喘的患病率为0.2%～7.4%，成人哮喘的患病率为1.1%～9.9%。我国的哮喘患病率，根据局部地区调查，均为0.5%～2.0%，也有报道高达5.29%的。哮喘可发生在任何年龄，成年男女发病率大致相仿。多数国内外资料表明，农村或较偏于原始生活的地区，哮喘的患病率明显低于工业发达的城市。随着工业化程度的不断提高，近几十年来，由于大气污染的加重和化工工业的发展等，哮喘的发病率有逐渐增加的趋势。20世纪40年代，发达国家的哮喘发病率约为0.5%。据美国报道，近30年来，美国的哮喘发病率增加了7倍，现在为4%。我国上海、北京两个地区局部调查，前者的哮喘发病率从1958年的0.46%提高到1979年的0.69%，后者的发病率从1959年的4.59%，提高到1980年的5.29%。这种趋势值得引起重视。

## 15. 儿童哮喘的发病率及其特点

支气管哮喘为儿童时期最常见的呼吸道变态反应性疾病。其发病率受多种因素的影响，各地数据不一。国外报道，在斯堪的纳维亚半岛国家中，儿童哮喘的患病率介于0.5%～2.0%，英国和美国则在1.5%～5.1%。而最高的患病率则在澳大利亚，为5.4%～7.4%。据国内部分地区调查，我国的儿童哮喘患病率为0.5%～2.0%。虽然哮喘可以在任何年龄开始，但大多数起始于儿童。在英国、澳大利亚与美国，几乎所有的研究都表明，至少30%的哮喘患者在10岁以前就开始发病。国内汪敏刚报道，对1 199名哮喘患者起病年龄加以分析，其中大多数在儿童时期起病，4岁以前起病者占46.6%，5～9岁起病者占21.0%，即10岁以前起病的占67.6%。孙苓琴报道，在5岁以内开始的哮喘发病者，占80%。哮喘起病，50%以上在儿童时期，这是第一个特点。第二个特点是，儿童哮喘中，男性的发病率明显高于女性。纵观世界多数儿童哮喘患病率的研究，可以看到男女之比在1.5∶1～3.0∶1。国内根据上海1964年调查，在12岁以前开始有哮喘的患者中，男女比例为3.2∶1；1979年调查，男女比例为1.75∶1；1983年调查，男女之比为1.63∶1。第三个特点，儿童哮喘中，多数患者有婴儿湿疹、过敏性鼻炎或食物过敏史，家庭中也常有哮喘者。汪敏刚1983年在上海调查时发现，哮喘起病年龄愈小，伴有婴儿湿疹及过敏性鼻炎者愈多，有食物及药物过敏史的也多。

## （二）哮喘的病因

### 1. 诱发哮喘的因素

哮喘的发病及反复发作有许多复杂的综合因素，大多是在遗传的基础上受到体内外某些因素的激发。主要的激发因素介绍如下。

(1)过敏原:①特异性抗原。大致可分为以下几类。第一类为花粉。豚草花粉为强变应原,蒿属花粉、葎草、苦楝菜、野苋菜花粉所致Ⅰ型变态反应也较多见。第二类为尘埃,如尘土、木尘、棉尘、茶尘。第三类为真菌,交替霉菌属、丝状菌属、曲菌属、白霉菌和青霉菌属等。第四类为动物类物质,猪、狗、牛、马、老鼠等的皮屑、毛、血清白蛋白、唾液、雄鼠尿等。第五类为药物,有青霉素、磺胺、阿司匹林、吲哚美辛、甲芬那酸(甲灭酸)、碘造影剂、棕色合剂(含酊剂)等。第六类为食物,有牛奶、蛋、小麦、谷、豆、鱼虾、海腥、棉花子、花生、芝麻、番茄、巧克力等。第七类为职业性接触物,有沥青等。第八类为蜘蛛、螨、蠓、蟑螂等昆虫的皮壳、分泌物和排泄物,以及蜜蜂、黄蜂和胡蜂等的蜇刺。②非特异性因素。工业气体、硫酸、氨、煤气、沼气、氧化物、冷空气等,皆可诱发哮喘。

(2)呼吸道感染:由病毒或细菌引发,尤其是病毒性呼吸道感染,极为常见。由寄生虫(如蛔虫、钩虫)引起的哮喘,在一些农村中常可见到。对由暂时性免疫缺陷而经常感染后引起的哮喘,不可忽视。

(3)气候:气候是由气温、湿度、气压及空气离子等成分构成的,其中每一成分与哮喘的发病可能都有关系。此外,空气中有各种致敏原及污染等与哮喘也有密切关系。

(4)精神因素:精神异常大多是在哮喘长期反复发作的基础上发生。患者对外界的刺激异常敏感,如某些患者对花草过敏,看到纸做的花草也可引起哮喘发作;强烈的情绪变化可诱发哮喘发作。

## 2. 职业性哮喘的致病物质

据目前所知，约有 200 余种过敏物质可在工业生产中引起哮喘，它们大致可分为大分子量的生物学物质和小分子量的有机或无机化学物质。现将引起职业性哮喘的常见原因和有关行业分类介绍如下。

(1)金属盐类：金属铂的盐类中，金属铂的复盐、铬盐及镍盐，均具有较强的致敏性。电镀和照相工业中，对接触铂盐的工人可能引起哮喘。

(2)工业化学原料：工业上生产和使用的化学物质，种类繁多，其中以塑料工业和冶金工业的化学物质所致的哮喘较为多见。在塑料工业中，异氰酸盐有甲苯二异氰酸脂(TDI)、六甲撑二异氰酸脂(HDI)、二苯甲撑二异氰酸脂(MDZ)、萘撑二异氰酸脂(NDI)、邻苯二甲酸酐(PA)等，均可诱发哮喘。此外，聚氯乙烯(PVC)薄膜用热线切割时冒烟，吸入烟雾后可发生哮喘，此种情况见于用 PVC 薄膜包肉的工人，称“包肉工哮喘病”。铝焊剂含有氨基乙基乙醇胺，焊接时在高温下释放出乙醇胺雾，接触此种焊剂的工人，可发生双相型或迟发型哮喘反应。作为很多焊剂较重要组成的天然松脂(香)，是此类工作中引起哮喘的致敏物质，与这些物质熏烟接触的工人约有 1/4 发生哮喘。

(3)药物：抗生素，如青霉素、头孢霉素、链霉素、螺旋霉素等，均可引起过敏反应，多数发生于制药厂与空气中的抗生素粉尘或气溶胶的喷射液相接触的工人。从事生产氨苄西林、6-氨基青霉素，以及有关物质的工人也可发生哮喘。制药厂、药房工作人员及医院医护人员，接触磺基氯醛酰胺、磺胺噻唑、哌嗪、西咪替丁等，可引起哮喘发作等过敏反应。

(4)生物酶制剂：工业制酶，如制淀粉酶、胰酶、蛋白水解酶等，均可引起哮喘。

(5)动物性尘埃：蚕尿干燥后的粉尘，蚕蛾交尾、产卵期间脱落的鳞毛和鳞粉，未加工的蚕丝、蚕茧、僵蚕及蚕蛹，均可引起哮喘发作。工人敲打贝壳，撬开取肉，吸入附着在壳上的肉粉(海鞘)，可引起哮喘，多在工作2个月至5年内发病。皮毛加工工人与动物皮毛密切接触，在通风条件不佳的情况下，吸入皮毛粉尘易患哮喘；接触小动物的实验室工作人员，有10%～32%的接触者可出现过敏症状。对动物皮屑及鼠尿过敏，常见于兽医和兽厩工作人员。

(6)植物性尘埃：谷物粉尘中的有机尘、污染的微生物等，作为抗原进入机体后，可产生Ⅰ型和Ⅲ型变态反应，导致谷物性哮喘。接触谷物粉尘的职业有谷物收获脱粒工人、谷物贮存及搬运工人、粮食及饮料加工工人，以及糕点、面包行业的工作人员等。纺织工人，由于吸入棉尘，可发生棉尘性哮喘。在纺织工人中，本病主要发生于从事棉纺工作多年的职工。很多木尘，如松木、杉木、红木、黄杨木、雪杉、桦木及西洋红杉木等，吸入呼吸道后都可引起哮喘。蓖麻子粉尘可在极低浓度下引起敏感者发生严重哮喘，并伴有过敏性鼻炎、荨麻疹等速发型变态反应症状。本病多见于榨油工、榨油厂附近的居民和用榨油渣作肥料的农民。茶叶加工过程中的茶尘，采茶过程中的茶毛，可诱发哮喘。农牧业劳动者，在处理和加工发霉的干草时，致敏者可在接触后4～8小时发生哮喘。引起本病的过敏原主要来自嗜热放线菌属的几种真菌，如小多芽孢霉菌等。蘑菇尘，也可以类似干草尘的机制引起哮喘发作。

### 3. 儿童哮喘的诱发因素

儿童哮喘诱发因素可分为两类，一类是引起支气管平滑肌痉挛的因素，另一类是引起气道高反应伴有迟发炎性反应的因素。

(1)引起支气管平滑肌痉挛的因素：①气候改变。儿童对气候变化很敏感，如突然变冷受冷空气刺激或气压降低，常可诱发哮喘发作。儿童哮喘发病，以寒冷季节为多见，这与呼吸道感染也有一定的关系。②运动。儿童剧烈运动时或剧烈运动后，可引起哮喘发作。运动诱发哮喘发作，是由于短时间内从肺泡经气道呼出并损失了大量的水分，在物理刺激下，许多细胞产生并释放出能使平滑肌收缩的介质，同时也可能有神经传导参与作用，结果导致反射性的支气管痉挛而哮喘。③非特异性理化因子。在哮喘患儿气道反应性增高的基础上，某些非抗原性物质，如蚊香、香烟的烟尘，DDV、植物油、汽油、油漆的气味等，可刺激支气管黏膜下的感觉神经末梢，反射性地引起咳嗽和刺激迷走神经而产生支气管平滑肌痉挛。

(2)引起气道高反应伴有迟发炎性反应的因素：①感染。呼吸道感染，尤其是呼吸道病毒感染，是诱发儿童哮喘的重要原因。近年来，多数研究表明，呼吸道感染中以病毒为主，细菌感染无论在哮喘发作，还是在支气管哮喘的继发感染中，均不占重要地位。不同年龄，有不同的病原体。学龄期儿童常感染鼻病毒、肺炎支原体、副流感病毒、呼吸道合胞病毒；学龄前儿童常感染呼吸道合胞病毒、副流感病毒、腺病毒；青少年常感染肺炎支原体、鼻病毒、副流感病毒、呼吸道合胞病毒。②变应原螨。儿童对螨的过敏比成人为多，而且多在晚上发作。对螨过敏引起哮喘的特点是症状出现早，有人调查143例儿童哮喘患者中，首次哮喘发作年龄在3岁以内者占61.5%，说明此种婴幼儿哮喘，可能是变态反应性或以后将转变成变态反应性哮喘。③其他因素。非致病菌(甲型链球菌、奈瑟球菌)、真菌、牛奶、禽蛋、花粉、棉絮、蚕丝、兽毛、羽毛、飞蛾、疟原虫、阿司匹林，以及情绪改变(如大笑大哭、紧张恐惧)等，均可引起部分儿童哮喘发病。

## 4. 上呼吸道感染能引起哮喘

呼吸道感染是诱发哮喘的重要因素，其中感冒又是引起哮喘发作的最普遍的原因。日本石崎达报道，有70%的哮喘因呼吸道感染而诱发，其中感冒占45%。汪敏刚的哮喘发病诱因调查也指出，70%左右的哮喘为呼吸道感染所诱发。据上海华山医院统计，儿童哮喘患者中，因感冒诱发的占44.6%。

从中医角度论，感冒是风寒入侵，肺先受邪，气管和支气管黏膜分泌增加，致咳嗽痰多，气急胸闷。如不及时宣透风寒，不仅咳嗽迁延不止，还可导致哮喘。

从西医角度看，感冒使支气管黏膜上皮细胞的纤毛运动减慢，延长了黏液流动时间，削弱了肺脏、气管和支气管的防御能力等，从而引起咳嗽和哮喘。

## 5. 胃食管反流易致哮喘

胃食管反流，是指胃内容物反流入食管，可分为生理性和病理性两种，前者无不良反应，后者可导致反流性食管炎，进而由呼吸道并发症引起呼吸暂停，称为“胃食管反流病”。胃食管反流的反流物刺激食管黏膜感受器，反射性地引起支气管痉挛而出现哮喘。哮喘治疗药对此类哮喘患者无效。有国内研究表明，25％～85％的哮喘患者有食管反流病。如患者出现恶心、反酸、上腹部烧灼痛等，或是夜间咳喘、胸闷和喘息突然发作，尤其是体位变化时加重，或应用茶碱类治疗症状反而加重，可考虑为食管反流病性哮喘。

## 6. 肥胖可致哮喘

肥胖与哮喘呈正相关，近年来有学者已发现肥胖者的一些特殊基因与哮喘发病密切相关。美国在20世纪90年代中期曾调查儿童体重、身高、肺功能与哮喘的关系，发现288例新诊断的哮喘患者中，肥胖者较体重正常者发生哮喘的危险率上升52％～60％；有趣的是，这些哮喘儿童均无过敏性家族史。同期，英国调查1.5万名4～11岁的儿童，发现在哮喘患儿中，严重哮喘发作儿童中的肥胖者，是体重正常患儿人数的2倍。研究者认为：肥胖者气道应激性可能较正常人升高，由于易受刺激，气道压力增大，气道很容易狭窄关闭，从而出现喘鸣和气促，同时诱发气道炎症黏液分泌物过量，导致气道阻塞而使症状加重；还有，肥胖者有较高的睡眠呼吸障碍发生率，如打鼾和张口呼吸等，均会促发哮喘的发作。

## 7. 过敏性鼻炎与哮喘是“同一气道的同一疾病”

(1)过敏性鼻炎与哮喘，都属于变态反应性疾病，它们在多个方面具有相同的特征。鼻和下呼吸道黏膜是一个结构相似的连续体，具有多种共同的过敏原和触发因子，具有相同的病理生理表现；均属于Ⅰ型变态反应，是由免疫球蛋白E介导的呼吸系统慢性炎性疾病；具有相同的速发相和迟发相免疫反应过程，释放的细胞因子和炎性介质相同；具有相同的临床症状特征，下呼吸道激发试验可引起鼻黏膜炎症，而鼻激发试验同样也可引起下呼吸道炎症。

(2)流行病学研究结果，也支持过敏性鼻炎与哮喘是同一疾病的观点。过敏性鼻炎发病率越高的国家和地区，哮喘的发病率也越高；50%～80%的哮喘患者，同时患有过敏性鼻炎；30%～50%的过敏性鼻炎患者，同时患有哮喘和(或)非特异性支气管高反应性；很多鼻炎患者，在发病1～3年后，可发生支气管哮喘；有过敏性鼻炎患者，以后发生哮喘的危险性，是无过敏性鼻炎者的3倍。

(3)临床治疗研究也显示，用同一药物治疗，可同时改善过敏性鼻炎和支气管哮喘的症状，这也就反证了过敏性鼻炎与哮喘是同一疾病。在过敏性鼻炎合并哮喘的患者中，吸入糖皮质激素治疗过敏性鼻炎，同时可减轻哮喘症状；在哮喘患者中，同时治疗过敏性鼻炎的疗效好于不同时治疗鼻炎者；对抗鼻炎和支气管哮喘的重要介质白三烯(如孟鱼司特)的治疗显示，对过敏性鼻炎和哮喘同时有效。

## 8. 儿童感冒可诱发哮喘发作

一般地讲，感冒是受凉引起的，但如果没有病毒感染，即使受凉也不会感冒。儿童，尤其是婴幼儿，由于机体的防卫功能差，呼吸器官的发育尚不完善，如呼吸道黏液腺的分泌不足、纤毛运动差、免疫功能低下，尤其是在气道黏膜局部抗感染作用强的分泌型免疫球蛋白A(SIgA)生成低下时，使得孩子易患感冒。流行病学资料显示，成人平均每年患2～5次感冒，学龄前儿童每年可患4～5次感冒，学龄儿童每年可患2～6次感冒。

近20年来的研究证实，病毒感染是诱发小儿哮喘发作的最重要因素。呼吸道病毒感染引起成人哮喘发作占3%，引起儿童哮喘发作占30%～42%，引起婴幼儿哮喘发作竟高达90%左右。因此，对一个哮喘患儿来讲，病毒性感冒次数越多，哮喘的发作就会越频繁。

## 9. 哮喘患者换个环境会出现病情的变化

哮喘患者换个环境后，病情之所以会出现变化，主要与过敏物质的多少、气候及居住环境的变化有关。

(1)过敏物质的多少：不同地区或更换不同环境，其过敏物质也会有一定的差别。例如，我国的南方与北方，由于生长的植物花草不同，对某些花粉过敏的人，如果迁移到无此花粉的地区，哮喘就有可能好转或不发作，而相反则可加重。又如，某些工业发达的地区，空气中飘散着大量的工业刺激物气体或粉尘，哮喘患者迁入或迁出这些地区，则可能使哮喘病情加重或好转。

(2)气候变化：哮喘患者往往对气候的变化较为敏感。温度波动较大，或气候潮湿的地区，均可导致哮喘发病率提高。所以，哮喘患者到达这些地区后，病情会加重，发作次数会增加，而迁出这些地区则相反。

(3)居住环境的变化：如室内装修，使空气中有害物质及粉尘等增加，可使哮喘加重，换干净清洁的房子居住，则哮喘病情会减轻，发作次数会减少。

## 10. 哮喘与月经及妊娠有关

内分泌功能与哮喘之间有一定的关系。一是表现在月经上，不少女性哮喘的反复发作与月经周期有一定的关系。国外有人报道,在发育期开始有过敏性哮喘的少女,以后经常在月经前的 7～8 天可有哮喘的复发,但在妊娠时可好转。二是表现在妊娠上,国内外不少学者观察到,哮喘与妊娠之间有一定的关系,尤其与妊娠周期密切相关。据国外报道妊娠与哮喘的关系,有 36％的人在妊娠期哮喘好转,41％的人不变,23％的人恶化。国内有人观察到,不少哮喘患者在妊娠后期哮喘好转。妊娠早期主要有绒毛膜促性腺激素,第二期、第三期主要为黄体酮及雌激素;妊娠期肾上腺皮质激素明显升高,尤其在妊娠后期,游离的肾上腺皮质激素增高,可能与妊娠后期哮喘好转有关。

## 11. 可引起哮喘的常用药物

由药物引起哮喘并非少见。所以,患者到医院就诊时应告诉医生有无药物过敏史。国内有人报道,在门诊中约有 10％的哮喘患者服含酒精的棕色合剂后,反而使哮喘加重;也有因吸入酒精性气喘气雾剂后,胸闷、咳嗽加重的。有一例非常特殊的患者,吸入极微量青霉素就引起较严重的哮喘,甚至使用微量的青霉素做斑贴试验也能引起典型的哮喘发作。所以,哮喘患者用药应慎之又慎。在临床上,可能引起哮喘发作的常用药物如下。

(1)解热镇痛药物:此类药物中,最具有代表性的是阿司匹林。目前,将由服用此类药物后引起的哮喘,称为阿司匹林哮喘,已如前述。国内报道,阿司匹林哮喘在支气管哮喘患者中占 2.2％～4.4％;而在鼻息肉、鼻窦炎合并支气管哮喘患者中,发生阿司匹林哮喘的可高达 30％～40％。此类哮喘患者,女性多于男性,多发生于 20～40 岁。发生此类哮喘与所用药物剂量无关，多数在用药后0.5～4小时发病。发病时，表现为大汗淋漓、憋气、流涕、全身瘙痒、荨麻疹，通常持续1小时到1天。目前，已知可引起哮喘的含阿司匹林的解热镇痛药有：复方阿司匹林、复方氯苯那敏（扑尔敏）、抗感冒5号、阿苯片、速效感冒胶囊、氨基比林、索米痛、阿尼利定（安痛定）、哮喘片、复方茶碱、克感敏、对乙酰氨基酚（扑热息痛）、非那西汀等。非激素类消炎止痛药也可诱发哮喘，它们包括布洛芬（芬必得）、吲哚美辛（消炎痛）、烯氯苯乙酸、双氯芬酸（双氯灭痛）、甲芬那酸（甲灭酸）、氟芬那酸（氟灭酸）、萘普生、非诺洛芬（苯氧布洛芬）、吡罗昔康（炎痛善康）等。

(2)心血管药物：以普萘洛尔（心得安）为代表的$\beta_2$受体阻断剂，广泛应用于心血管病和偏头痛的治疗。如患者同时患有哮喘、慢性支气管炎，用普萘洛尔后，可引起严重的支气管痉挛，可诱发或加重哮喘。近年来，国内外有人报道，喘息型支气管炎、阻塞性肺气肿患者，即使使用含有普萘洛尔的药液滴眼（0.5%噻吗洛尔），也可诱发哮喘，严重者可导致死亡。近年内，国内也有报道，即使非支气管炎、非哮喘患者，如服用大量普萘洛尔（60毫克/日），也可引起典型的哮喘发作。此外，氧烯洛尔、普拉洛尔、吲哚洛尔、阿普洛尔、阿替洛尔、利舍平、胍乙啶、双嘧达莫（潘生丁）等，也有类似的不良反应。

(3)喷雾吸入剂：引起哮喘的喷雾吸入剂，多见于色甘酸钠、乙酰半胱氨酸（痰易净）、α-糜蛋白酶、多黏菌素B等，它们多数是刺激咽喉引起反射性支气管痉挛而致哮喘的。

(4)呋喃妥因（呋喃坦啶）：在抗生素中，除青霉素、先锋霉素、红霉素、四环素、链霉素外，呋喃妥因是最容易引起肺部病变的药物，它可单独引起支气管痉挛而致哮喘。发病有急、慢性之分,但急性型最为常见。在服药数小时至10天内,可出现气急、咳嗽及支气管痉挛哮喘等症。

(5)碘油造影剂:碘油造影剂引起哮喘发作并非少见。据美国报道,每年约有500人死于碘油造影。一般症状轻微,但也有反应严重的,甚至有呈哮喘持续状态或过敏性休克的。碘剂所致哮喘与过敏反应有关,所以临床使用碘剂造影前必须做过敏试验。目前,常使用碘化钾连续给药3天的方法,可避免剧烈反应的发生。但给有过敏体质及哮喘患者造影前,应根据病史及过敏试验阳性程度,给予适量肾上腺素、抗过敏药物等;必要时,在1～2天前,给予泼尼松等激素制剂。

(6)磺胺类及抗肿瘤药物:磺胺类药物过敏除可引起哮喘外,还可引起肺部嗜酸性粒细胞浸润及痰和血中嗜酸性粒细胞数量明显增高。抗肿瘤药物中的白消安、甲氨蝶呤、博来霉素等,也可以引起哮喘等过敏症状。另外,生物制品中如丙种球蛋白、乙脑疫苗、牛瘟疫苗等,也应慎用,特别对于过敏体质较明显的儿童,更应慎重。

## 12. 日常生活中的一些气味可诱发哮喘

正常人能耐受各种不同的气味,而哮喘患者则不然。哮喘患者对气味的敏感程度是不一样的,有的患者一闻到某种气味就会发病。

在城市的大街小巷和商厦里,可以嗅到各种特异的气味,一些气味可能诱发哮喘发作,如各种汽车尾部喷出的废气或汽油味,菜市场里发出的令人作呕的咸鱼、烂虾与蒜、葱、烂菜等的混合气味,街头巷尾垃圾堆(箱)内发出的发酵酸臭味,公共卫生不好的厕所内发出的氨臭味,商厦、大百货商场琳琅满目的化妆品柜台发出的各种浓郁香气，家具商店发出的各种木头和油漆味，夜总会、卡拉OK厅的浑浊气味等。

农村相对空气新鲜，但也有一些异味可诱发哮喘，如各种农药味、稻谷稻草的霉变味、各种花香味、猪羊圈和马厩里发出的酸臭味、堆粪池发出的腐败霉臭味等。

家庭也不是绝对安全之地，也有一些能诱发哮喘的气味，如煤炉刚点燃时发出的煤气味、煤气炉罐漏出的煤气味、吹熄煤油炉时散发出的油气味、炒菜油发出的油气味等。

## 13. 吸烟能诱发哮喘

香烟为非特异性刺激物，可引起哮喘发作。所以，哮喘患者不应该吸烟，已吸烟者应戒烟，也不宜在烟雾弥漫的环境中工作和学习。

吸烟诱发哮喘，主要取决于烟中所含的焦油、尼古丁和氢氰酸等多种化学成分。尼古丁等作用于自主神经，可刺激迷走神经，引起支气管痉挛。焦油引起支气管黏膜上皮细胞增生和变异。氢氰酸损害支气管黏膜上皮细胞及其纤毛，使支气管黏液分泌物增多，气道阻力增加，使肺的净化功能和纤毛活动减弱，反射性地引起支气管痉挛。所以，吸烟可直接或间接地引起支气管痉挛，从而诱发哮喘。

## 14. 哮喘发病率与季节有关

哮喘发病率存在季节性差别。一般来讲，春秋季节发病率较高，夏季发病率较低，但不同类型的哮喘易发季节又各不相同。据上海诸君龙报告，在1 220例哮喘患者中，有56%～74%在9月至次年2月易发病，而在7、8月的夏季仅为26%。

其中，吸入型哮喘的好发季节在春秋，10月易发率达86%，而夏季仅13%发病；感染型哮喘好发于冬季，易发率占82%～92%；混合型哮喘在秋冬季节多发，但夏季的发病率仍较高，占48%～52%，说明此型哮喘多数已呈慢性发作状态。不同类型哮喘的好发时间见下图。

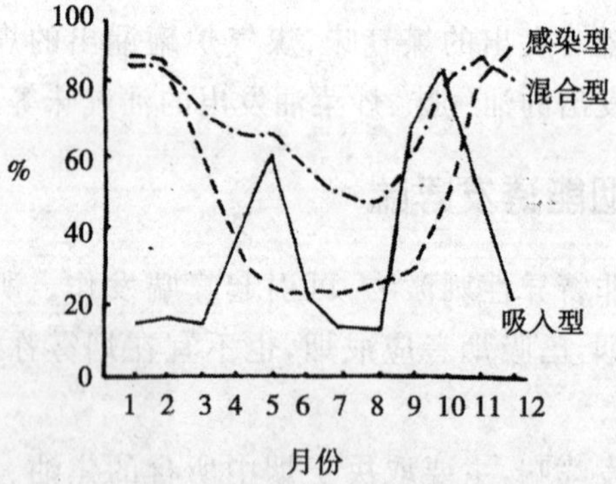


不同类型哮喘的多发季节图

哮喘发病的季节性差别，主要在于气候，以及空气中的花粉、尘螨含量不同。有人对国内江南华东地区的哮喘患者作了分析，发现半数以上患者的发作集中在上半年4月下旬及5月，下半年则在9月下旬与10月。如果以平均气温来划分季节，以候(5天为一候)平均气温在10℃～22℃为春秋季，那么哮喘正好发于春秋季，特别以秋季发病为最集中。国外有人对300例哮喘患者的发病进行了分析，也证实秋季的发作最多，春季次之。根据夏廉博2年的观察，发现哮喘患者最容易发病的时间是在日平均气温21℃左右的日子里，这时大约有70%的哮喘患者会发作。日平均气温21℃正好相当于季节的交替，上半年是春末夏初，下半年是夏末秋初。前者从日平均气温15℃～21℃，哮喘患者逐渐增多，到21℃达最高峰，超过21℃时，患者逐渐减少。后者从日平均气温25℃逐渐下降到21℃，同时随着气温的下降而患者逐渐增多，到21℃时达最高峰，当气温进一步下降时，哮喘患者又逐渐减少。以上说明，哮喘患者对气温的转变特别敏感。但日平均气温21℃左右时，大气中的花粉、尘螨浓度的改变与哮喘发病也有一定的关系。据报道，在连续2年对日本仙台地区184名哮喘患者的观察研究中发现，其中147名吸入型与混合型哮喘患者在春季4月发病，这与仙台地区空气中花粉分布的季节性峰值相一致。入秋后，空气中花粉浓度虽不高，但含尘螨数量增加，会使哮喘患者明显增加。综上所述，哮喘发病的季节性变化非单一因素所导致，可能是某些过敏因素或其他非过敏原与气候气温的改变等综合作用的结果。

## 15. 哮喘所属变态反应类型

现代医学认为，支气管哮喘可分为外源性（属Ⅰ型变态反应）和内源性（属非变态反应）两大类。从免疫学观点看，支气管哮喘的本质是支气管对过敏原产生一系列的过敏反应，主要属Ⅰ型变态反应。有特应性过敏体质的患者，当吸入或摄入如尘埃、螨、花粉、病毒、细菌、真菌、蟹、牛奶等过敏原后，机体产生IgE抗体。它是亲细胞性的，可吸附在支气管黏膜下的肥大细胞和血液中的嗜碱性粒细胞的表面，并使之过敏。当再次接触相同的过敏原时，致敏的肥大细胞或嗜碱性粒细胞表面的IgE与过敏原相结合，使已致敏细胞内的酶活性激活，导致细胞脱颗粒，释放出生物活性介质，包括组胺、慢反应物质、缓激肽、嗜酸及中性粒细胞趋化因子、血小板活化因子和前列腺素等。这些介质作用于支气管和血管，使支气管平滑肌收缩、痉挛，黏膜充血、水肿、分泌物增加和嗜酸性粒细胞浸润等，从而引起支气管哮喘症状。

## 16. 哮喘与特应性过敏体质的关系

外源性哮喘往往是在特应性过敏体质的基础上，通过某种机制发展而来，特应性过敏体质又与 IgE 的质和量有直接关系。一般认为，“特应性”是机体由于遗传所决定的超敏感反应，也有人认为是指机体对多种外来抗原能过度地产生 IgE，这些 IgE 可与气道黏膜层小静脉周围的肥大细胞相结合，当再次接触同种抗原与细胞膜上至少两个 IgE 交联或“搭桥”后，细胞膜内的甲基转换酶促使脑磷脂转化成卵磷脂。当其转化时，膜外钙离子乘隙而入胞内，激活磷脂酶 $A_2$，后者催化胞膜变为花生四烯酸，花生四烯酸经过两条主要途径而引起一系列的代谢过程。由此产生的花生四烯酸的一些代谢产物，并不像组胺那样已预存于细胞颗粒内，而是在肥大细胞被激活后，并在有钙离子的情况下形成的。有特应性过敏体质的哮喘患者常伴有其他变态反应性疾病。

## 17. 哮喘有一定的遗传性

国内外许多研究者均认为，支气管哮喘有一定的遗传倾向。1952 年，Schwartz 调查了 191 例哮喘患者的 1 634 名亲属，其中哮喘的患病率为 6.65%；而对照组 200 例的 1 790 名亲属中，哮喘的患病率仅为 1.01%。诸君龙对上海 1 220 名哮喘患者中的 589 例患者的家族进行了调查，其中有哮喘、过敏性鼻炎和其他过敏性疾病者占 48.2%。汪敏刚 1964 年对 546 例哮喘患者的病史进行了分析，具有家庭过敏史者 278 例（占 50.9%），其中以哮喘为最多，达 205 例（占 37.5%），其次为荨麻疹、过敏性鼻炎。1983 年，汪敏刚又调查了儿童哮喘及正常者各 200 例，也证明了哮喘组有明显的家庭过敏史及哮喘史。卫志华调查了上海 145 例哮喘患者，并对其 3 992 名亲属进行了分析，按内源性及外源性哮喘进行了临床分组。结果认为，支气管哮喘是一种遗传性疾病，外源性哮喘属于多基因遗传，其遗传度为 56%～76%，而内源性哮喘属常染色体隐性遗传。目前大多数研究者倾向性认为，哮喘是一种多基因遗传病，其遗传度为 70%～80%。但哮喘并不都是具有过敏体质的遗传。近年来讨论到哮喘的病因学时，将迷走神经功能的亢进、β-肾上腺素能受体功能的低下或减少、α-肾上腺素能受体功能的亢进或其中某两者之同时存在作为哮喘的重要内因。

如上分析，哮喘在不同方式的遗传中有其不同的遗传程度。一般双亲都有特应性过敏体质和（或）气道有神经及受体异常时，则其子女患哮喘者较为多见。如双亲都有特应性过敏体质者，其子女中 75%可有特应性过敏症状，单方则为 50%，无特应性过敏家族史者则为 38%。国外有作者指出，母亲的严重过敏病史对子女的影响较父亲的过敏史更有重要意义。一般来讲，哮喘的发病年龄愈小，其特应性过敏家庭史愈明显。所以，从遗传角度考虑，为了降低哮喘的患病率，男女双方在婚前应做免疫咨询，如发现双方或女方为特应性过敏体质者，为了下一代的健康，结婚要慎重。对有家庭过敏史的新生儿，应做组织相容性抗原的分型等免疫学检查，以预测其是否有发生过敏性反应或哮喘的危险性。

## 18. 孕妇的环境因素对胎儿哮喘发病的影响

由于哮喘属于多基因遗传，所以遗传基础与环境因素都起着重要的作用。怀孕期妇女的饮食、药物及感染等环境因素，对胎儿哮喘的形成亦起着一定的作用。Kurome 等(1975～1976)报道，在羊水中找到高滴度的抗体时，有可能预示出生后婴儿发生过敏性疾病。Michel 报道 3 个新生儿，在脐带血中找到抗牛奶的特异性 IgE 抗体；Levin 等亦报道了在新生儿中找到了青霉素、二硝酸苯基的抗体，这充分提示胎儿期对牛乳蛋白、青霉素及二硝酸苯基致敏。Haber 谈到一个有趣的例子，一妇女平时爱吃花生，怀孕期大量吃花生，出生后的孩子一碰到花生即产生明显的皮肤阳性反应。Michel 又报道，妇女怀孕期接受黄体酮治疗者，53％的新生儿脐血中可找到 IgE，未经黄体酮治疗者仅 24％有 IgE 抗体。Salk 等(1974)发现，孕妇在生育期有较大的应激时，胎儿出生后发展成哮喘的机会较多。Light(1980)也指出，母亲在怀孕期发作哮喘者，新生儿呼吸困难者也较多。综上所述，为了胎儿良好发育及出生后婴儿健康成长，孕妇应注意身体健康，少生病，少吃药，注意饮食调节。多数研究者指出，孕妇不宜多吃有致敏性的异种蛋白类食物，如牛奶、鸡蛋等，尤其是有变态反应性疾病的孕妇更应当少吃此类食物。

## 19. 早产儿易发哮喘

正常情况下，胎儿需在子宫内完成 37 周的生长和发育期。早产是一种病理状态，是由于各种原因，使妊娠提前终止。无论是自然早产,还是人工早产,早产儿的各系统发育总是不及同龄的正常足月儿,各种疾病的发病率也高,支气管哮喘就是其中的一种。哮喘分为婴幼儿哮喘和成人哮喘两种,对3岁以前发病的患儿,流行病学称为“婴幼儿哮喘”,在确诊为哮喘之前,又称为“哮喘性支气管炎”;在其反复发作3次及以上者,便可确诊为婴幼儿哮喘。哮喘是一种免疫系统紊乱性疾病,对于早产儿来讲,其各系统(包括免疫系统)的发育都不成熟,故对呼吸道病原体感染的抵抗力很差,而病毒正是诱发哮喘的重要因素,早产儿反复呼吸道病毒感染而发展成哮喘的可能性就会很大。

## 20. 新婚之夜易诱发哮喘的原因

(1)精液过敏:在部分过敏体质的女性中,由于对精液中某些蛋白质抗原有反应,从而导致过敏性哮喘发作。

(2)使用避孕套:由于使用过程中,避孕套受到过敏物质的污染,会产生过敏性哮喘。

(3)口服避孕药:在极少数新婚之夜哮喘发作患者中,其发作与口服避孕药有关,因某些避孕药可诱发哮喘发作。

(4)恐惧疼痛:在极少数新婚之夜哮喘发作中,由于女性恐惧疼痛,或男性在性生活中动作粗暴,可导致女性发生心因性哮喘。

(5)接触较多过敏因素:新婚之夜接触较多过敏因素,如对新的、未经洗涤的衣服过敏,对新的床上用品过敏,对新的油漆家具过敏,对新装修后残留于空气中的有害气体过敏等。

(6)对体味等过敏:新婚之夜,双方的体味,大量饮酒、吸烟后留下的有害气体等,均可诱发哮喘发作。

## 21. 出生时间与哮喘发病有关

目前认为，空气中致敏物质与哮喘发病有密切关系。国内1979年有人调查，发现空气污染较少的农村，儿童哮喘患病率较城市为低。国外报道，发展中国家的特应性过敏体质者较发达国家为少，非洲儿童的哮喘患病率明显较英国为低，这与发达国家的大气污染密切相关。因此可以推测，空气中致敏物质较多时，出生的孩子就较易患哮喘等呼吸道过敏性疾病。欧洲有报道，在秋天出生的孩子较易患哮喘。美国有人调查了生活在豚草花盛开区域内的许多大学生，发现在5～9月出生的大学生对豚草过敏的发病率最高，表现为皮试阳性及花粉症，其他月份出生的患病率较低，在12月至第二年2月出生者对豚草的敏感性最低。所以，要想优生优育，使出生的孩子健康而不易患哮喘等过敏性疾病，特别是双亲中有过敏体质者，选择好合适的怀孕及分娩日期是非常重要的。一般来讲，分娩时间应避开春秋季，以选择在夏冬季为宜。

## 22. 婴幼儿喂养与哮喘有关

许多研究指出，用牛奶喂养的婴儿，发生过敏性疾病远较用母乳喂养者为高。在20世纪20年代，为了预防儿童发生缺铁及蛋白质的不足，国外许多医务工作者建议给婴儿喂蛋黄，结果由此引起很多婴儿出现了湿疹。Kaufman等(1979)报道，婴儿用母乳喂养仅6周，出现哮喘或婴儿湿疹者远较牛奶喂养者为少。他们又随访92名有过敏疾病的母亲所生的94个足月婴儿共2年，用母乳喂养的38个婴儿中只有2名有哮喘

(5.3%)，而用牛奶喂养的56名婴儿中有10名发生哮喘(占17.9%)，差别明显。Kaplan等(1979)研究认为，孕妇或哺乳期妇女不宜饮用牛奶，以免对有特应性过敏体质的婴儿致敏。各作者调查，婴儿对牛乳过敏的发病率为0.3%～7.5%；Bahna认为，确切的发病率为1%～3%。母乳中有各种免疫球蛋白及各种非特异性防卫物质，它们能保护婴儿在最初几个月不受感染，不产生变态反应。母乳中含有的IgA尤其是分泌型IgA可耐受酸性及蛋白溶解酶的作用，阻止类蛋白和其他能触发变态反应的物质由婴儿肠壁入侵，从而防止致敏；母乳中含有大量巨噬细胞和抗病毒抗体，能减少呼吸道病毒感染的机会。综上所述，为防止哮喘等变态反应性疾病的发生，婴儿在最初6个月内应以母乳喂养，在婴儿出生后3个月内不宜服用蛋类，满6～9个月后可开始服用蛋类。在哺乳期中，母亲因病或其他原因不能哺乳者，则宜以豆乳或羊乳代替，也可用鱼蛋白粉等代乳。

## 23. 在生长发育过程中哮喘发病会减少

婴幼儿时期好发哮喘，但随着年龄的增长，哮喘患儿到青春期前后症状减少或停止发作，发病率减低，其原因如下。

(1)呼吸系统防御功能逐渐加强：①婴幼儿鼻孔中的鼻毛很少，不能有效地阻挡有害物质的入侵。但随着年龄的增长，鼻毛逐渐增多，可以减少能诱发哮喘的花粉、尘埃、细菌等的吸入，因而有助于减少哮喘的发生。②婴幼儿呼吸道黏膜腺体也尚未发育完全，黏液分泌不足，难以清除已入侵的致病异物。随着黏膜腺体发育不断完善，使得清除呼吸道异物的功能得到加强。

(2)呼吸道免疫系统逐渐成熟,免疫功能不断加强:研究发现,人体呼吸道分泌液的免疫球蛋白(称为分泌型免疫球蛋白,即 SIgA)与血液内的免疫球蛋白(IgA)不同。SIgA 由两个 IgA 单体和一个 J 链与一个分泌片所组成。其中分泌片的存在起稳定 SIgA 的作用,使之不易被黏膜表面存在的蛋白水解酶等破坏。SIgA 具有凝集颗粒抗原、中和病毒、抑制病菌生长等作用,是呼吸道抵抗外界侵入细菌、病毒等的免疫要素。但婴幼儿合成 SIgA 的能力不足,使得婴幼儿不但易患呼吸道感染,而且外界的抗原也较容易通过缺乏 SIgA 保护的呼吸道进入体内,引起体内特异性 IgE 的增高而使哮喘发病。随着年龄增长,合成 SIgA 的功能渐趋完善,抗原性物质不再容易进入体内,患儿的哮喘发病也可见明显缓解或停止。

(3)内分泌功能逐渐成熟:一般认为,哮喘与内分泌功能有关,表现在哮喘患者往往伴有肾上腺皮质功能减退,而且哮喘夜间发病者较多,这可能是由于肾上腺皮质夜间分泌减少的缘故。儿童易患哮喘,可能与肾上腺皮质分泌不足有关。青春期以后,内分泌功能逐渐成熟,使哮喘得到一定程度的控制。肾上腺皮质激素一方面可兴奋细胞膜上的腺苷环化酶,另一方面可增强肾上腺素的作用,提高细胞内的环磷腺苷(cAMP)的浓度,抑制过敏介质的释放,从而达到防治哮喘的作用。

(4)抗病能力加强:随着年龄的增长,体格锻炼等增强了体质,同时也增强了抗感染及抗其他疾病的能力,从而减少和控制了哮喘的发作。

## 24. 哮喘发作与痰有关

中医学认为“无痰不作咳喘”。事实上，不论咳嗽，还是哮喘，都是与痰有关联的。古人常云“哮喘有宿根”，故经常发作。李用粹《证治汇补》中曰：“哮即痰喘之久而常发者，因内有壅塞之气，外有非时之感，膈有胶固之痰，三者相合，闭拒气道，搏击有声，发为哮病。”这里以“膈有胶固之痰”与“内有壅塞之气”合而阐明哮喘宿根之所在。《医学纲目》中记载：“凡治喘正发时无痰，将愈时却吐痰者，乃痰于正发之时闭塞不通而喘甚，当于其时开其痰路则易安也。”古今治哮喘发作时的方剂，多考虑豁痰，痰出来了，气顺而降，哮喘就会停发。哮喘停后，从纠正“生痰的来源”方面治疗，“生痰之源”不外乎脾肾。如肾水虚寒，可上反为痰；肺弱可以生痰；脾胃虚寒无火，无法以化湿浊，自然积聚为痰。这同古医书中记载的“脾为生痰之源，肺为贮痰之器”“胃为生痰之基，肺为载痰之器”是一致的。综上所述，痰实为哮喘之因，如痰积聚于气道，一方面容易引起炎症，另一方面痰本身又是对气道的一种刺激，进一步可促使支气管痉挛，并致恶性循环，使哮喘反复发作。所以哮喘与痰，关系确实是很密切的。

## 25. 气道高反应性是哮喘发病的重要特征

所谓气道高反应性，是指气管-支气管树对各种刺激，包括抗原刺激和非抗原刺激（物理、化学及药物刺激）的过度反应，主要表现为支气管平滑肌收缩的增强和黏液腺体分泌的亢进。研究证明，90％以上的支气管哮喘和99％以上症状性哮喘患者的气道反应性均高于正常。据报道，哮喘患者的气道反应性较正常人高100～1 000倍。所以，气道高反应性是支气管哮喘患者区别于正常人的重要特征。影响气道反应性的因素较多，主要与神经调节紊乱有关，特别是自主神经功能紊乱。支气管平滑肌受交感神经和副交感神经双重支配，在大脑皮质-下视丘-垂体的调节下保持着动态平衡，正常人支气管平滑肌张力几乎都取决于胆碱能受体的兴奋状态。而哮喘患者则不同，他们的副交感神经张力增高，α-肾上腺素能神经活动增强，β-肾上腺素能神经功能低下或被部分阻滞等，由于这些异常，他们的气道反应性亢进，形成了哮喘发作的病理生理基础。另据报道，支气管哮喘的这种高反应性特性，还与上皮细胞损伤或支气管炎症等有一定关系。

## 26. 哮喘多在夜间发病

哮喘好发于夜间，是临床公认的事实，也是该病的特点之一。无论由变态反应性或非变态反应性引起的哮喘，此种现象在慢性哮喘者均比阵发性者更为多见。其机制可能与哮喘患者的自主神经系统不稳定有关，尤以迷走神经易兴奋的可能性最大。由于迷走神经兴奋，支气管黏液腺分泌增多，支气管平滑肌收缩而痉挛，致使哮喘发作。所以，迷走神经的不稳定性，尤其是夜间兴奋性的提高，是多数哮喘夜间易发的主要原因。此外，在睡眠中因心率减慢等使肺部充血增加，因呼吸中枢紧张性降低而使动脉血氧分压降低而致呼吸困难，以及夜间β-肾上腺素受体兴奋性相应降低，这些也都是增加哮喘发作的因素。再有，如患者有鼻窦炎、上呼吸道感染、卧具中存在过敏原、疲劳或情绪上受到大的刺激、妇女正值来月经前后等，则哮喘更易在晚上发作。

## 27. 哮喘患者可有一些病理解剖学上的改变

病理解剖学上的改变与哮喘发作的严重程度、时间、年龄及有否并发症等有关。发病初期，因病理的可逆性，在解剖学上很少发现有器质性改变；随着病情的逐渐发展变化，病理学改变就逐渐明显起来。

(1)肉眼所见：①肺膨大及肺气肿较为突出，肺柔软疏松有弹性。②支气管及细支气管内含有黏稠痰液及黏液栓，它是支气管哮喘形成临床综合征的重要因素之一。③支气管壁增厚，黏膜充血、肿胀形成皱襞，黏液栓塞局部可发生肺不张。④肺实质可有纤维化。

(2)镜检所见：①阻塞终末细支气管的黏液栓中含有嗜碱性并富含多糖的黏液。②杯状细胞增多并增大。③基底膜形态不规则，呈透明蛋白变性及增厚。④细支气管平滑肌肥厚。⑤黏膜及肥厚的肌层内有单核细胞，尤其是嗜酸性粒细胞的浸润。嗜酸性粒细胞浸润是哮喘区别于其他炎性病变的特征性表现。

## 28. 哮喘患者肺功能的一些改变

哮喘患者由于气道阻塞性改变及可逆性气道阻力增加，哮喘发作时，气道狭窄弥散而不均匀，气道阻塞，肺弹性回缩力降低等，可引起以下肺功能的特征性改变。

(1)肺动态顺应性降低：哮喘患者肺静态顺应性(Cst)变化很小，但动态顺应性(Cdyn)常下降，且呈明显的频率依赖性。这主要是因为克服大肺容量时肺弹性回缩力所需负压过大，一些与狭窄气道相连接的肺泡在快速呼吸时，来不及充气的缘故。Cdyn 下降是哮喘患者极敏感的肺功能改变指标。

(2)通气分布不均:哮喘发作期间,通气极不均匀,有明显的通气延迟和减低区,致区域性通气减低。即使在缓解期一般通气功能正常时,通气不均仍持续存在,这与狭窄气道的气流速度减慢有关。通气不均、区域性通气减低均是哮喘患者的特征性肺功能改变,患者的肺动态顺应性降低也与通气不均有关。

(3)肺容量改变:哮喘发作时,静态肺容量的残气量(RV)、功能残气量(FRC)和肺总量(TLC)增加,而肺活量(VC)减少。由于支气管广泛缩窄,使一次充分呼气末气道提前闭陷,故 VC 减少,RV 加大。FRC 相当于肺的向内回缩力与胸廓向外回弹力相等时的肺内气量,在哮喘发作时肯定增加,这可能是下一次吸气提前开始而致较早地结束呼气的结果。TLC 一般是增加的,但也可在短时间内减少,机制尚不清楚。还有闭合气量(CV),在哮喘发作时不易测定,但在缓解期仍高于正常。

(4)流速容量曲线的改变:流速容量(MEFV)曲线呈典型的阻塞图像,用力呼气流速减低,主要表现在低肺容量线段上,严重哮喘时,各肺容量段的呼气流速均降低。

(5)气道阻力增加和呼气流速下降:气道阻力增加是哮喘的主要病理生理特征,阻塞发生在较大支气管时更为明显。由于气体呼出时气道阻塞更为明显,故呼气阻力大于吸气阻力。哮喘发作时,有关呼气流速的全部指标均显著下降,如第一秒用力呼气量($FEV_1$)、用力肺活量(FVC),尤其是最大呼气流速(MEFR)或呼气峰流速(PEFR)。这是因为在呼气期间,当气道内压渐降至等于胸膜腔压(即等压点)时,气道便可能闭陷,呼气越用力,越促使气道闭陷,气流速度越不可能提高。由于 $FEV_1$ 降低通常超过 FVC 降低的幅度,故($FEV_1$/FVC)%可偏低，一般<70%。

(6)弥散功能可正常：无并发症的哮喘患者，肺弥散功能一般是正常的。严重哮喘发作者，CO弥散量(DLCO)可能有所降低，DLCO降低虽反映气体交换量减少，但它是通气不均所致，而非真正的弥散功能障碍。临床上测定DLCO是鉴别哮喘的过度充气与肺气肿的重要客观指标之一，肺气肿的DLCO值通常是降低的。哮喘患者如果保持正常的DLCO值，常提示其气道阻塞具有可逆性。

(7)血气改变：①早期哮喘患者的动脉血氧分压($PaO_2$)无改变。但反复发作以后，哮喘患者的$PaO_2$都可能有不同程度的降低。这是由于生理无效腔、肺泡动脉血氧分压差及生理静动脉分流的增加，使通气/血流(V/Q)比例失调而导致换气功能的损害。②由于气道阻塞、焦虑不安而过度呼吸，每分通气量(VE)不是减少，而是有所增加，故哮喘患者$PaCO_2$多为正常或偏低，一般<5.3千帕(40毫米汞柱)，这是哮喘与其他慢性阻塞性肺疾病的不同之处。但随着病情的加重或长时间哮喘持续状态时，呼吸极度费力，$PaCO_2$即可升高。如出现pH值下降，提示有呼吸性酸中毒或呼吸性酸中毒合并代谢性酸中毒，临床上需积极处理。

## (三)哮喘的临床表现与诊断

### 1. 外源性哮喘与内源性哮喘的临床表现不同

典型的外源性哮喘，大多在幼年时开始发病，有较明显的家庭及个人过敏史，哮喘起病年龄愈小，过敏史愈突出，伴有婴儿湿疹及过敏性鼻炎者也相应较多，并有较强的季节发病性。单纯性外源性哮喘，较公认的由特异性抗原性物质所引起，属Ⅰ型变态反应性哮喘，它是由于再侵入机体的抗原作用于由特异性 IgE 致敏的肥大细胞和（或）嗜碱性细胞而释放各种介质的结果。

内源性哮喘大都在体质衰弱、精神上受到影响或某些遗传物质的基础上，由于呼吸道经常感染或受到某些物质的刺激而引起。感染或刺激性物质直接作用于支气管壁或间接地由鼻肺之间的反射作用，使支气管黏膜兴奋性增高，因此每在气候变化尤其在寒冷季节，或吸入某些刺激性气体和飞尘而引起支气管哮喘。该类患者中有气道反应性较高和（或）抵抗力较差者，其哮喘的临床表现很难与哮喘性支气管炎相区别。

内源性哮喘的个人及家庭过敏史不如外源性者明显，也无明显季节发病性，但病理学检查与外源性哮喘并无明显差异。内源性哮喘也有支气管黏膜嗜酸性细胞浸润伴基底膜增厚及上皮细胞脱落，支气管分泌液中也可看到嗜酸性细胞，很多病例周围血嗜酸性细胞可见增多。根据病史、体格检查、实验室资料等综合分析，外源性与内源性哮喘的区别见表 1-3。

**表 1-3　外源性哮喘与内源性哮喘的区别**

| 病史、症状、体征与实验室检查 | | 外源性哮喘 | 内源性哮喘 |
|---|---|---|---|
| 病史 | 起病年龄 | 儿童期较多见 | 成年期较多见 |
| | 家庭过敏史 | 明显 | 不明显 |
| | 个人过敏史 | 明显 | 不明显 |
| | 季节 | 可预测 | 寒冷及多变 |

续表

| 病史、症状、体征与实验室检查 | | 外源性哮喘 | 内源性哮喘 |
|---|---|---|---|
| 症状 | 发作预兆 | 打喷嚏、眼痒、流泪多见 | 咳嗽多见 |
| | 咳嗽 | 大都在喘后、喘停即止 | 喘前，拖延较久 |
| | 起病 | 突然 | 逐渐起病 |
| | 痰 | 喘前期无痰、喘后期为白色泡沫痰 | 经常为白色或带黄色的黏稠痰 |
| | 缓解期表现 | 行动无气促 | 行动多气促 |
| | 对肾上腺素及氨茶碱的效果 | 良好 | 尚可或不佳 |
| | 对抗生素效果 | 无效 | 不一致 |
| | 哮喘持续状态 | 较少见 | 较多见 |
| 体征与实验室检查 | 一般情况 | 良好 | 较差 |
| | 鼻黏膜 | 苍白呈透明样水肿 | 暗红色 |
| | 鼻分泌物 | 黏液样 | 黏液样或呈脓性 |
| | 扁桃体 | 色淡 | 色红 |
| | 咽部两侧 | 色淡 | 红纹多 |
| | 鼻窦部 | 透光良好、伴继发感染者有阴影 | 阴影 |
| | 哮鸣音 | 缓解期无 | 经常性多见 |
| | 胸廓 | 正常 | 饱满 |
| | 鼻窦部X线检查 | 清楚或双侧黏膜增厚 | 阴影模糊，每呈单侧 |
| | 胸部透视 | 正常或轻度肺气肿 | 肺纹理增多，很多呈肺气肿 |
| | 皮肤试验 | 对吸入物或饮食物阳性较多 | 较少 |
| | 总 IgE | 增高 | 正常 |
| | 血中嗜酸性粒细胞 | 增多者多见 | 正常或增多 |
| | 痰中嗜酸性粒细胞 | 多可找到 | 一般无 |
| | 支气管特异性激发试验 | 速发型或呈双向反应 | 阴性 |

## 2. 哮喘发作前有先兆症状

哮喘可突然发病，多数是在睡眠中突然惊醒后发病。但典型的支气管哮喘，发病前有先兆症状，如胸闷、咳嗽、过敏性鼻炎或感冒症状等。过敏性鼻炎，可出现打喷嚏、流清水鼻涕、鼻痒、眼痒、流泪等症状。如咳嗽也为过敏性，则以喉痒、干咳、胸闷等症状为常见。在哮喘缓解期，妇女患者在月经前的乏力咳嗽，少儿患者的烦躁不安或少动、精神不佳等，可能也属先兆症状，应引起注意。从出现先兆症状到哮喘发作这段时间为先兆期，先兆期长短可以数秒钟、数分钟到数日，但多数在数分钟内即可发作。控制哮喘的先兆症状，往往可以降低哮喘的发病率和减少哮喘的发作。故如能详细询问病史，肯定先兆症状的存在，在先兆期内及时注意防治，特别是家庭防治，对控制哮喘的发作会有很大帮助。

## 3. 哮喘发作症状的类型

哮喘发作时的症状，可分为以下 3 种类型。

(1)阵发性哮喘：幼年及早期哮喘，常以阵发性为主，每年发作次数不多，大多在变态反应的基础上，由于受冷、吸入某种刺激气体、运动、大笑后或睡眠中突然惊醒而发病。哮喘发作时，开始胸闷有窒息感，像胸部被重石所压，继而呼吸困难，呼气长，吸气短，出现呼气性呼吸困难，气急喘促，严重时，不仅自己，周围人均可听到哮鸣音。患者不能平卧，为了减少气喘，被迫端坐呼吸，头向前俯，两肩耸起，两手依撑膝上或桌上，呈张口呼吸之状。严重时，患者面色灰暗，唇指发绀，四肢厥冷，头昏，前额有汗珠，情绪紧张。幼儿患者，还可见到鼻翼翕动，精神烦躁,异常痛苦。哮喘发作时,一般带有咳嗽,咳痰呈泡沫样,黏性大而难以咳出。哮喘停止前,常先咳出大量黏液性泡沫样痰涎,随即患者感到呼吸通畅,哮鸣音逐渐消失,气急喘促亦随之缓解。缓解后一如常人,或稍感乏力、食欲缺乏等。

(2)慢性哮喘:慢性哮喘一般为阵发性哮喘控制不好等因素发展的结果,一年四季经常发作,虽可用药控制,但缓解期甚短。长期发作的慢性哮喘大都合并有肺气肿,因此虽不在急性发作期内,亦常感胸闷气急,初时喘促及有哮鸣样的呼吸,半夜常惊醒并咳嗽气急及伴有哮鸣音。轻度慢性哮喘胸闷气急,哮鸣音不明显,咳嗽不多,痰量较少,可参加一般工作。重度慢性哮喘因合并较严重的肺气肿等,不仅胸闷气急,且哮鸣音较明显,经常咳嗽多痰,痰呈白色泡沫样或黏稠如胶,不易咳出。这类患者常易感染,可伴有低热,或因急性呼吸道感染而致高热,痰由白色而转为黄色脓状。一般患者体格瘦弱,营养不良,常伴有缺氧状态,参加一般工作常有困难。

(3)哮喘持续状态:一次哮喘发作超过 24 小时,或经治疗 12 小时后仍不缓解者,称为哮喘持续状态。在阵发性哮喘或慢性哮喘的基础上,因为感染、神经过度紧张、工作疲劳、身体衰弱、情绪激动及用药不当等因素,均可使哮喘发展成持续状态。此时,症状严重,呼吸缓慢,哮鸣音明显,伴有发绀、出汗、四肢厥冷、面色苍白、脱水、心慌、脉细数、神情惊慌。时有咳嗽,痰黏稠,色白或黄,不易咳出,偶有血丝。伴有感染时,体温可达 39℃左右。如哮喘持续状态较久,或痰液阻塞不易咳出,则因呼吸极度困难而窒息,又可因心力衰竭或体力衰竭而死亡。如在发作期间能将痰液咳出,则气急、哮鸣、发绀等症状可逐渐缓解而恢复。

## 4. 哮喘患者体检时的发现

哮喘患者的异常体征，视发作的严重程度而不同。缓解时可如常人，或在听诊时，部分患者仍可听见少量的哮鸣音。非典型的哮喘，除胸部听诊闻及哮鸣音外，无其他明显体征。哮喘发作严重时，胸廓肋间隙饱满，颈静脉怒张。吸气时，各呼吸辅助肌都显著突出，甚至唇、指(趾)发绀，出汗，心率增快(每分钟 120 次以上)，血压降低或出现奇脉。叩诊胸部呈过度清音，心浊音界缩小，膈移动受限，哮鸣音不用听诊器即可闻得。

## 5. 哮喘患者实验室检查时的发现

外源性哮喘，血嗜酸粒细胞、血清总 IgE 均增高。痰中有嗜酸粒细胞膜蛋白所组成的尖棱状晶体，在细支气管内有黏液栓形成(即枯什曼螺旋体)。哮喘合并感染时，血及痰中中性粒细胞增多。痰液呈棕褐色者，应考虑合并有曲霉菌感染的可能。以特异性抗原做皮试和(或)测定特异性 IgE，对病因诊断有一定帮助。

哮喘发作期，X 线胸部检查见肺透亮度增高，有慢性感染者可见肺纹理增多；哮喘缓解期，一般无异常改变。

哮喘患者可做纤维支气管镜(简称纤支镜)检查，其目的在于鉴别或检查支气管内的病变，以明确哮鸣音的原因。哮喘发作期，纤支镜下可见黏膜水肿，分泌液甚黏稠，附着管壁不易去除；伴有感染时，则呈脓液状；呼气时，气管及支气管壁呈塌陷状。哮喘缓解时，纤支镜下可见黏膜有炎性反应。纤支镜活检，病理表现如为支气管基底膜增厚和嗜酸性细胞浸润，可作出哮喘的诊断。

## 6. 哮喘患者血气分析的意义

血气分析，是判断哮喘病情的重要实验室检查，特别对合并低氧血症和高碳酸血症的严重病例，还可用来指导治疗。通过动脉血氧分析，可以协助临床医生诊断有无酸碱平衡失常及酸碱失衡的类型、程度，有无呼吸衰竭及其类型、程度等，以便指导临床治疗。动脉血气分析的指标有血液酸碱度（pH 值）、动脉血氧分压、动脉血二氧化碳分压、动脉血氧饱和度、标准碳酸氢盐含量等。

哮喘发作时，由于通气和血流比率失调，多有不同程度的缺氧，表现为动脉血氧分压降低。轻度至中度哮喘时，由于过度通气，动脉血二氧化碳分压出现不同程度下降，pH 值升高，临床上称为呼吸性碱中毒；如果哮喘病情严重，尤其是持续时间太久，气道严重阻塞，呼吸肌疲劳乃至衰竭时，可出现二氧化碳潴留，表现为动脉血二氧化碳分压升高，pH 值降低，即出现呼吸性酸中毒。所以，在哮喘的发病过程中，一旦动脉血二氧化碳分压由降低转为正常，甚至升高，则预示病情加重。此外，如果缺氧严重，持续时间较长，也可引起代谢性酸中毒（由乳酸增多所致）。

## 7. 哮喘患者胸部 X 线检查的意义

在哮喘急性发作时，胸部 X 线检查可见两肺透亮度增强。这是因为哮喘发作时，气道平滑肌痉挛，黏膜充血水肿，黏液腺分泌增多且清除障碍，导致气道口径变窄，使气道阻力增大，尤其是呼气时更为明显，因此吸入的空气不能完全呼出，大量的气体滞留于肺泡内，使得肺透亮度增强，临床上称为肺过度充气。在哮喘缓解期，胸部X线检查可无任何异常。此外，哮喘发作时，通过X线胸部检查，有助于发现有无肺部感染、肺不张、气胸、纵隔气肿等并发症。

## 8. 哮喘患者心电图检查的意义

哮喘病程较长，如诊治不及时，随着病程的延长可产生气道不可逆性狭窄和气道重塑，容易出现心肺功能改变而引发慢性支气管炎、肺气肿、肺心病、心功能不全等。此时，心电图检查是必不可少的检查项目。哮喘早期，心电图检查一般正常；合并肺气肿时，心电图可出现低电压改变，其意义是肺心病的诊断和判断有无心律失常；在肺心病阶段，心电图的特征性改变为肺型P波、电轴左偏、顺钟向转位等，还可出现完全性或不完全性右束支传导阻滞。肺心病患者，由于心肌缺氧、酸碱平衡失常、电解质紊乱，以及合并感染时细菌对心肌的毒性作用等，可出现各种各样的心律失常，多表现为房性期前收缩及阵发性室上性心动过速，也可见心房扑动或心房颤动。

## 9. 呼气峰流速测定对诊断哮喘的意义

呼气峰流速，是指受试者从用力吸气到不能再吸入的位置（被称为肺总量）开始用力呼气过程中，最初100毫秒所能达到的最高呼气流速（量）。呼气峰流速可反映气道通气功能的变化，哮喘发作时，呼气峰流速下降。呼气峰流速测定对评估哮喘病情和药物治疗效果，以及指导合理用药均有重要作用。

## 10. 儿童哮喘的临床表现分度

幼小儿童不会详细表述哮喘发作前的一些先兆症状，故多表现为起病急骤，有的可先有上呼吸道感染或支气管炎的症状。

儿童哮喘，根据发病时的病情程度，可分为轻、中、重度3种。轻度哮喘，开始时往往仅有刺激性干咳及少许喘鸣音，或有类似异物吸入引起的呛咳，同时有轻度气喘，用口服药可迅速缓解，或不用治疗也可自行缓解。中度者，开始时干咳，不久以后咳嗽逐渐加重，且有较多的白色泡沫样黏痰，气喘逐渐加剧，伴有呼气性高音调音乐性哮鸣音。此时患儿表现为情绪焦躁不安，不能平卧，年长儿喜坐起用双手撑在双膝上，或手臂托在桌上，头俯在手臂上；婴幼儿喜要家长抱着，头俯在家长肩上，两肩耸动，呼吸次数增加，面色苍白。有的患儿表现为面红耳赤，鼻翼扩张并翕动，大量出汗，或有呼气性呻吟，其颈部及肋间软组织凹陷，胸部膨满，两肺可闻较多哮鸣音，叩诊两肺呈鼓音，心界浊音区不明显，肝浊音区下降。病情未能控制缓解时，往往逐渐加重发展为重度哮喘。此时，除上述症状外，可见喘憋加重，缺氧明显时可出现发绀。如患儿精神明显疲惫，呼吸减慢且不规则，呼吸变浅，同时咳嗽也减少，两肺部呼吸音几乎听不到，即为呼吸衰竭的表现，应引起高度注意。

另外，因引起哮喘的原因及变应原种类的不同，临床表现也略有不同。如由感染引起者，患儿常有发热，肺部可闻及湿性啰音；如为外源性哮喘，发作前常先有鼻部和眼部痒感，流泪，流涕，打喷嚏，干咳等；如对食物等过敏，除哮喘发作外，还可有口唇、面部或四肢及全身水肿，或有呕吐、腹痛及荨麻疹等出现。

## 11. 职业性哮喘的分型及临床表现

根据支气管激发试验的结果,可将职业性哮喘分为速发型、迟发型和双相型3种类型。

(1)速发型:激发试验反应迅速,一般在开始10～30分钟反应最重,1.5～2小时缓解。本型属于由特异性IgE抗体调节的Ⅰ型变态反应。临床表现为进入有过敏性物质的工作场所后,迅速出现胸闷、气短、喘息等症状,停止接触后症状迅速缓解。

(2)迟发型:一般在激发试验后3～4小时开始出现反应,7小时最为明显,反应可持续24小时。本型属于Ⅲ型或Ⅳ型变态反应。患者接触过敏物质后,往往先出现鼻炎、血性鼻分泌物、眼结膜炎等先驱症状,下午和晚上出现咳嗽、咳黏稠痰、胸闷和喘息,发作可持续数小时至数日,并可伴有发热和白细胞增多。

(3)双相型:表现为先有速发型哮喘发作,待第一秒用力呼气量($FEV_1$)恢复到激发试验前的水平后,重复出现哮喘发作,$FEV_1$又一次缓慢下降,即速发型和迟发型气道阻塞同时存在。本型属Ⅰ～Ⅲ型变态反应。

## 12. 运动性哮喘的临床表现及特点

运动性哮喘患者,在剧烈运动停止后2～5分钟发生典型的哮喘症状,表现为胸闷气短、呼吸困难,重者可伴有发绀、烦躁不安、不能平卧、大汗淋漓。体检可有明显的哮鸣音,严重者不用听诊器即可听到高音调的哮鸣音。大部分患者1小时内可望自行缓解，使用平喘药物则大多数在数分钟内缓解。运动性哮喘可有以下特点。

(1)运动越剧烈，诱发哮喘的机会越多、越重；运动持续时间越长，诱发哮喘的机会越多。一般来说，剧烈运动5～10分钟后才可能引起运动性哮喘发作，短于5分钟很少引起哮喘发作。

(2)运动性哮喘多发于哮喘患者，且有家族倾向性，患者亲属中哮喘患者较多，气道对运动的耐受性较差，气道高反应性较多见。

(3)运动后呼气峰流速(PEFR)和第一秒用力呼气量($FEV_1$)，运动性哮喘患者与健康人之间有明显差异。有人提出，运动后PEFR或$FEV_1$下降大于10%，应警惕可能合并哮喘，而大于15%，则应视为异常。

(4)运动性哮喘典型的发病过程呈3个阶段。第一阶段，即运动开始及运动中。由于交感神经兴奋性增高和通气血流分布好转，PEFR、$FEV_1$均有提高，提示气道扩张，$PaO_2$轻微上升。第二阶段，即运动停止后2～5分钟。支气管痉挛，气道阻力增加，肺泡过度充气，PEFR、$FEV_1$均明显降低，类似于支气管哮喘急性发作。此时$PaO_2$明显下降，而$PaCO_2$亦有下降趋势，可伴随轻重不一的乳酸血症，严重者可伴明显$PaCO_2$下降，呼吸性碱中毒。第三阶段，即运动停止后1～2小时内。气道痉挛逐渐缓解，哮喘症状好转，PEFR、$FEV_1$恢复至运动前水平。但如在这段时间内，重复诱发哮喘的同种等量运动，气道痉挛较前减轻，气道阻力增加达不到第一次运动后的水平，PEFR、$FEV_1$下降不足首次运动后下降的一半，这个阶段称为“气道不应期”。

## 13. 哮喘免疫学特异性诊断方法

特异性诊断，是为肯定变态反应性疾病患者血清或组织中存在何种抗体而做的诊断性测定。变态反应性哮喘的特异性检查方法有以下6种，但应结合病史等进行综合诊断。

(1)皮肤试验：皮肤试验是最常用的特异性检查，它包括斑贴、划痕、挑刺和皮内注射等。临床上以挑刺和皮内试验最为常用，如挑刺试验阴性，可做皮内试验复查。①皮肤试验的方法与原理。特应性患者接触过敏原后，可诱导产生特异性IgE，此种抗体黏附于皮肤或黏膜下层的肥大细胞表面的IgE受体上，当它与再次进入体内的过敏原相遇时，形成1个过敏原与2个IgE抗体的桥连，致使肥大细胞内发生一系列生化过程，释放过敏介质，在皮肤局部产生风团、红晕或瘙痒。在患者前臂内侧，常规消毒，然后用OT针筒、4号注射针头吸入不同种过敏原浸液，分别注于前臂内侧皮内0.02毫升，抗原点之间距为2.5厘米。15～20分钟后，观察皮肤反应、局部风团及红晕大小，与对照点相比较。②结果判断。阴性：无丘疹及红晕，或有非常轻微的红晕。可疑：红晕小于0.5厘米。阳性：(＋)伴有红晕的风团0.5厘米；(＋＋)伴有红晕的风团0.5～1.0厘米；(＋＋＋)伴有红晕的风团大于1.5厘米，并有伪足。③皮肤试验应注意的事项。嘱患者在皮肤试验前24～48小时，停用抗组胺药物及糖皮质激素，但不必停用平喘药。皮肤试验中，除观察局部即发反应外，还应注意观察患者有无胸闷、气急、面色苍白、出冷汗、皮肤瘙痒的皮疹等全身反应，一旦发现应及时处理，以免发生危险。嘱患者回家后，在72小时内继续观察有否迟缓反应。对可疑过敏原高度敏感者，尽量不做皮内试验，以免发生意外。

(2)激发试验：目前常用的激发试验有眼结膜、鼻内及支气管黏膜激发试验(简称 BPT)。BPT 是唯一直接判断支气管哮喘较为敏感的试验，其结果与患者过敏史、临床症状和放射性过敏原吸附试验的结果之间有较好的相关性，对哮喘的病因诊断、临床疗效评价等方面有重要作用，受到国内外重视。但需要一定的检测条件及技术，并易引起患者的严重发作，故临床应用上受到限制。①支气管激发试验的方法与原理。用各种可疑致敏原浸液让患者雾化吸入后，观察有无哮喘的发作，并做肺功能测定，从而判断患者支气管对各种特异性致敏原的反应性。②结果判断。凡试验中出现哮喘发作，或吸入致敏原浸液后，$FEV_1$ 下降大于 15%者为阳性。③激发试验的注意事项。呼吸道感染或肺功能明确减退者不做 BPT 检查。患者在 BPT 检查前至少 12 小时停用β受体激动剂和磷酸二酯酶抑制剂，24 小时前停用色甘酸钠，48 小时前停用抗组胺药物，96 小时前停用羟嗪类药物。吸入致敏原浸液后至少应观察 30 分钟，有条件者应观察 24 小时，便于发现迟缓反应和双相反应。患者感到反应较重时，应及时处理，或及时吸入气管解痉剂。

(3)放射过敏原吸附试验(简称 RAST)：是特异性过敏原体外测定方法之一，是国外首选的体外诊断方法。它同其他体外测定方法一样，最大的优点是绝对安全，可完全避免体内方法可能发生的过敏反应，同时不会有使患者致敏或增加患者敏感性的危险，尤其对高度敏感的儿童特应性患者更为适宜。RAST 与支气管激发试验的符合率为 80%左右，与皮肤试验的符合率在70%～80%，与白细胞组胺释放试验的相关系数为0.84。RAST使用离体血清，便于运输和保存，在方法上敏感性、特异性和重复性均很高，易于自动化，因此在国外是广泛应用而仅次于皮肤试验的测定方法。但该试验需要的放射性同位素价格昂贵，半衰期短，操作和处理均需要专门的设备，使其广泛应用受到一定限制。①RAST方法与原理。交联于固相载体的可溶性过敏原与含有过敏原特异性IgE的标本作用，加入同位素标记的抗人IgE，使它再与结合在过敏原上的IgE相作用，用γ计数器测定结合的同位素活性，待测标本中IgE抗体的浓度与测得的同位素活性成正比。②结果判断。以核素脉冲数大于正常人平均值(需减去脐血放射性计数脉冲数值)3.5倍以上判定为阳性。

(4)酶联免疫吸附试验：酶联免疫吸附试验，简称ELISA，是特异性过敏原体外测定方法之一。ELISA的特异性和敏感性与RAST相似。它除了有RAST的优点外，而且还有相对廉价、无核素污染、安全及结合物相对稳定的特点。在诊断尘螨过敏中，ELISA和RAST的符合率达95%，ELISA与皮肤试验的符合率为89.5%。因此，ELISA有可能发展并代替RAST，在我国可推荐使用。①ELISA的方法与原理。先将过敏原吸附在聚苯乙烯板或管壁上，当加入的待测血清含有特异性抗体时，抗体便能与相应的过敏原结合，再加入酶标记的抗IgE和相应的底物便可产生一定的颜色反应，用分光光度计测定其光密度，可推知特异性IgE的含量。②结果判断。以高于正常人光密度平均值1倍定为阳性。

(5)白细胞组胺释放试验：白细胞组胺释放试验，是变态反应主要测定方法之一，与RAST和ELISA相比，它是显示过敏状态更具有生物敏感性的过敏原体外测定方法。白细胞组胺释放试验与皮试、临床症状和特异性IgE之间均有密切关系。一些报告指出，在变态反应性疾病诊断中，以临床病史为对照，RAST的准确性为70%，而白细胞组胺释放试验为90%。但此试验有操作复杂、费时、实验需血量较多、使用气血储存不便的缺点。①方法与原理。由肝素抗凝剂分离白细胞，加抗原温育，然后用正丁醇苯和盐酸反苯提取组胺，将组胺与重结晶后的邻苯二醛缩合，可在荧光分光光度计下测定。②结果判定。组胺释放率>50%为阳性。

(6)人嗜碱粒细胞脱颗粒试验：人嗜碱粒细胞脱颗粒试验，简称HBDT，它从细胞水平上反映了机体的过敏状态，为一敏感的体外测定方法。HBDT与组胺释放试验及RAST之间都有很高的相关性。HBDT可作为Ⅰ型变态反应性疾病寻找特异性过敏原的有效手段，与皮试和RAST的符合率均在80%以上。此试验虽实验条件需求简单，但操作上较为费时，重复性也较其他方法略差。①HBDT的原理。嗜碱粒细胞胞浆内的颗粒能被碱性染料染成蓝色，极易辨认和计数。当加入抗原后，即与结合在细胞上的IgE产生桥连，导致胞质内的颗粒脱出，不再被染色，致使染色的细胞明显减少。②结果判断。染色细胞减少率>30%定为阳性。

## 14. 哮喘的诊断标准

根据患者以往有反复哮喘发作的病史，发作时有带哮鸣音的呼气性呼吸困难，两肺有普遍的干啰音或哮鸣音，以及用支气管解痉剂治疗有效等，可基本确定支气管哮喘的诊断。

(1)诊断标准：①哮喘阵发与某些变应原或刺激有关。

②发作时呈呼气相带哮喘音的呼气性呼吸困难，体检时可听到与呼气相一致的弥漫性干啰音和哮鸣音。③变应原皮肤试验阳性。④经1%异丙肾上腺素或0.2%沙丁胺醇(舒喘灵)雾化吸入后，第一秒用力呼气量($FEV_1$)增加15%以上。⑤排除可造成气喘或呼吸困难的其他疾病，如心源性哮喘、喘息性支气管炎、泛支气管炎、肺嗜酸粒细胞浸润症和外源性过敏性肺泡炎等。

(2)判断：具备上述①、②、⑤项即可诊断，兼备③、④项即可确诊。

## 15. 儿童哮喘的诊断标准

儿童哮喘患者，多数有婴儿湿疹、过敏性鼻炎或食物过敏史，家族中也常有哮喘者。外源性哮喘患者血中IgE升高，有时血内嗜酸性粒细胞明显上升，再结合临床典型表现，诊断不难。

(1)3岁以上儿童哮喘诊断标准：①喘息，气短或胸闷，阵发性咳嗽，肺部出现哮鸣音，反复出现3次或3次以上。②喘息发作有一定好发季节或时间特点，有相当诱发原因；有个人或家族(一、二级亲属)过敏史。③服用支气管扩张剂后喘息症状减轻或缓解。

(2)婴幼儿喘息诊断标准：①评分标准。见表1-4。②诊断标准。积分在3～5分者，诊断为喘息性支气管炎；积分在6～8分者，诊断疑似婴幼儿哮喘；积分大于8分者，诊断为婴幼儿哮喘。

表 1-4　婴幼儿哮喘评分标准

| 项　目 | 分　数 | 项　目 | 分　数 |
|---|---|---|---|
| 发作突然 | 1 | 婴儿湿疹史 | 1 |
| 喘息 | 1 | 哮喘家庭史 | 1 |
| 气短 | 2 | 肾上腺素试验* | |
| 哮鸣音 | 2 | 哮鸣音基本消失 | 4 |
| 眼鼻痒 | 1 | 喘息症状消失 | 2 |
| 连续打喷嚏 | 1 | 喘息症状减轻 | 2 |

*10%肾上腺素每千克体重0.01毫升皮下注射,10～15分钟后有结果

(3)过敏性咳嗽诊断标准:①咳嗽持续或反复发作1个月以上,且常于夜间(或清晨)发作,痰少。②临床无感染征象或经较长期抗菌药物治疗无效。③单用平喘药可使咳嗽发作缓解(基本诊断条件)。④有个人过敏史或家族过敏史(参考条件)。

(4)儿童哮喘分型标准:①外源型。季节发作规律明显,好发于秋春季节,无前驱症状,喘息症状出现迅速,喘前无痰,喘中白痰,恢复期黄色黏痰,舌诊偏寒象,对平喘药效应敏感。②内源型。季节发作规律不明显,受气象、感染影响,常见咳嗽前驱症状,喘息症状出现稍慢,痰量较多,无规律特征,舌诊偏热象,对平喘药效应稍差。③混合型。发病规律和临床表现介于外源型和内源型之间,鉴别较困难。

## 16. 职业性哮喘的诊断标准

(1)有肯定的接触职业性变应原的病因史和病史:①从事某项有害职业前无哮喘史。②有较长的疾病潜伏期,即从接触

变应原到发病可从几个月到几年。③哮喘发作与劳动环境有害因素的接触有密切关系。④接触低剂量(非中毒剂量)时,也可哮喘发作。⑤常伴有其他过敏性鼻炎、荨麻疹等,这些现象则常是哮喘的先兆。⑥速发型变态反应阻断药、抗组胺药,以及糖皮质激素,可有预防和治疗作用。⑦有特异性实验室指标,如抗原皮肤试验、呼吸道激发试验,以及速发型变态反应体外检查的证据。

(2)临床表现:①接触职业性致敏物后呈发作性或可逆性胸闷、气喘、喘息、哮鸣,常伴有咳嗽、咳痰等。②发作期肺部可闻弥漫性哮鸣音,非发作期症状可完全消失。③症状不典型,但有阻塞性肺功能障碍:$FEV_1$ 下降,$FEV_1/FVC$ 小于 70%,经 1%异丙肾上腺素或 0.2%沙丁胺醇(舒喘灵)雾化吸入后,$FEV_1$ 值增加 15%以上。④有气道高反应性证据,即醋甲胆碱(乙酰甲胆碱)或组胺吸入激发试验阳性。⑤除外哮喘性支气管炎、心源性哮喘等。

## 17. 与哮喘相鉴别的一些疾病

(1)慢性支气管炎:慢性支气管炎好发于老年人,多见于中年以上的吸烟者,或常接触刺激性气体者。以经常晨起咳嗽、吐白色泡沫痰为特点,急性感染时痰量增多,色黄脓性,可有低热、外周血白细胞及中性粒细胞增高。胸透或胸片可见肺纹理增粗。一般无气急或哮鸣音,平喘药物疗效不佳。

(2)喘息性支气管炎:喘息性支气管炎是在慢性支气管炎的基础上发展而来的。它有慢性支气管炎的一般发病规律,反复咳嗽、咳痰的症状更严重,往往伴有哮鸣音和肺气肿的症状。每于受凉和秋冬季节加剧,夏季缓解,但仍有轻咳和少量痰液,与哮喘不同。胸片肺纹理增粗,透明度增高。家庭及个人过敏史不明显,血及痰液中嗜酸性粒细胞不增高,痰液中一般无枯什曼螺旋体。

(3)心源性哮喘:心源性哮喘多见于老年人,大多由高血压、冠状动脉硬化、二尖瓣狭窄等所致心力衰竭引起。发作以晚上阵发性气急、胸闷、哮鸣音等为多见,严重时出现发绀、面色灰滞、冷汗、神情紧张而恐惧,与哮喘急性发作相似。但稍咳可伴血性泡沫痰,脉搏细弱频数,心向左扩大,可有杂音、心律失常或其他左心衰竭症状,与哮喘不同。听诊有典型的双侧肺底湿性啰音(为心衰体征)。胸透或胸片见肺水肿征,血管阴影模糊。心源性哮喘发作时用吗啡有特效。

(4)气管或支气管癌:气管或支气管癌并不少见,其症状依肿瘤位置而异。病史一般不长,无过敏史。经常咳嗽,痰量少,常带血,不易咳出。时有低热。肺部哮鸣音不如哮喘广泛,且常随癌的部位而不同,治喘药物无明显疗效。肺部X线、痰脱落细胞、纤维支气管镜及活组织检查可以确诊。

(5)毛细支气管炎:毛细支气管炎是一种特殊类型的肺炎,也有人称其为喘憋性肺炎。其临床表现似肺炎,但喘憋更严重,同时伴有高热。此病以2岁以下小儿为多,尤以6个月以内婴儿多见,可占3/4,多在冬春季发病。发病2~3天后,出现阵发性呼吸困难,呼吸快,患儿全身中毒症状明显,自然病程1周左右,经治疗无并发症可逐渐恢复。另外,此病感染明显,对支气管扩张剂效果不明显。

## 18. 哮喘的并发症

支气管哮喘是一种与免疫功能紊乱有关的呼吸系统疾病,

就其发生发展来说，不仅与这两个系统密切相关，还与机体全身有密切的关系，对人体其他各系统都可产生重要影响，因而常产生一些并发症。这些并发症虽由哮喘产生，但又往往可使哮喘病情恶化，所以对并发症应予以重视。现介绍哮喘的常见并发症如下。

(1)呼吸道感染：呼吸道感染是哮喘最常见的并发症之一。据统计，在哮喘患儿的病程中，有42%～50%的患儿有呼吸道病毒感染史，成人为10.5%～37.5%。患有呼吸道感染的哮喘患者，可有发热、咳嗽、痰多，痰由白色转为黄脓样，以及胸闷、气喘加重的表现。呼吸道感染可促进哮喘病情发展，影响治疗效果，因此对其防治是非常重要的。

(2)慢性支气管炎：哮喘反复发作和呼吸道感染，或经常接触刺激性气体(如吸烟)、粉尘等，可并发慢性支气管炎。慢性支气管炎可使哮喘病情加重，故对其防治至关重要。

(3)肺气肿与肺心病：支气管哮喘导致肺气肿、肺心病，虽远不如慢性支气管炎引起肺气肿、肺心病那么常见，但临床上亦非罕见。据报道，在肺心病中，约有4.4%是由支气管哮喘所引起的。支气管哮喘并发肺气肿、肺心病的临床经过较隐匿，且易被哮喘本身症状所掩盖，往往不易早期发现。临床上对可疑患者，应尽早复查胸片及心电图，有利于早期诊断并采取防治措施。

(4)自发性气胸：严重的支气管哮喘可并发自发性气胸，如不及时处理，可导致死亡。由于哮喘长期反复发作，常伴有轻重不等的阻塞性肺气肿，肺大疱破裂，空气进入胸膜腔引起自发性气胸。此时，患者突然出现胸痛(咳嗽时更甚)，伴有严重呼吸困难，并有气胸体征，结合胸部X线检查，气胸部位透亮度增高，无肺纹理，肺被迫向肺门部压缩，萎陷肺的边缘呈纤细发线影，可作出诊断。

(5)纵隔气肿：发现支气管哮喘并发气胸和纵隔气肿已有100多年的历史，不少学者认为这是哮喘病情严重的征象，其发生率约为5.4%，应引起高度注意。纵隔气肿并发症可见于哮喘严重并发阻塞性肺气肿者。当肺泡压力增高，肺大疱破裂后，空气进入肺间质，循支气管和血管鞘至肺根部，经肺门而到达纵隔，便形成纵隔气肿。此时，患者突然感胸骨后疼痛、肿胀、捻发音和踏雪感，疼痛可向颈、臂、肩部放射，随呼吸、咳嗽或吞咽动作而加重。气急和发绀明显，常伴循环衰竭。胸部X线检查，可见纵隔心缘旁有索条状的透亮带影，可确诊。

(6)黏液栓阻塞与肺不张：黏液栓阻塞与肺不张是支气管哮喘较为常见的并发症，其发生率约为11%，而且大多数发生在儿童患者，据统计2岁以下者占52%。中度以上的支气管哮喘患者易并发黏液栓阻塞与肺不张，有人统计约占并发症的41%。其临床表现易被哮喘本身症状所掩盖，故其临床过程较隐匿。一般认为，呼吸道感染及患者脱水，是哮喘患者并发黏液栓阻塞与肺不张的主要诱因，如在此时及时做X线检查或支气管镜检查，就可明显诊断。黏液栓阻塞与肺不张并发症对哮喘病情的影响取决于阻塞的部位和范围。

(7)呼吸衰竭：支气管哮喘并发呼吸衰竭在临床上并非少见，据报道其发生率在5.3%左右。首次发生呼吸衰竭后半年内，其中46%的患者可再次发生呼吸衰竭，其中在2年内发生第二次呼吸衰竭的患者占76%，而且哮喘并发呼吸衰竭死亡率达8%。所以，积极控制哮喘发作，防止呼吸衰竭的发生，对降低哮喘死亡率具有重要意义。支气管哮喘并发呼吸衰竭时，病情发展迅速，病情严重，但其临床征象易被哮喘本身症状所掩盖，所以及时诊断较困难。为了防治哮喘并发呼吸衰竭，应注意以下情况的发生：①患者的呼吸困难加重，而哮鸣音减弱。②患者呼吸增强，而 $PaCO_2$ 从降低上升至正常。③既往有呼吸衰竭史。④患者明显疲劳。⑤通过12小时强化治疗而效果不佳者。一旦上述情况出现，应及时监测血气变化，如 $PaCO_2$ 大于7.98千帕，$PaO_2$ 小于7.98千帕，则可诊断为呼吸衰竭。

(8)猝死：猝死是哮喘最严重的并发症，据报道其发生率在0.9%～1.3%。因猝死发生前无特异性的足以引起注意的先兆症状，大部分患者不能得到及时有效的救治，故死亡率甚高。为了防止哮喘并发猝死，应特别注意下列特征：①应随时注意哮喘并发猝死的高危因素的出现，如特异性超敏反应、致命性心律失常、心肌收缩带坏死、哮喘持续状态、哮喘的暴发性发作、滥用平喘药、未得到及时有效的治疗、医源性肾上腺皮质功能不全等。②其发病时间多在深夜或清晨。③有些患者有既往严重发作史。④反复检查 $FEV_1$ 和PEFR表现明显不稳定。⑤EKG检查提示频发室性期前收缩。⑥对一般治疗反应不佳。⑦个别患者有奇脉。

(9)发育不良及胸廓畸形：国内外学者均认为，哮喘患儿确实存在着生长发育不良、骨龄延迟、青春期推迟等现象。哮喘对生长发育的影响与发病年龄、病程及病情程度密切相关。发病年龄越早、病程越长，病情越重，对生长发育的影响越明显。哮喘患儿的生长发育除受疾病本身的影响外，有的患儿长期使用糖皮质激素等，也可导致生长发育不良。从生理角度考虑，生长发育的主要年龄在10～14岁，如在青春期前能有效地控制病情，则对患儿的生长发育较为有利。

胸廓畸形的类型,视哮喘的起病年龄、病程、发作的严重程度,以及有无气胸并发症而定。小儿的胸廓畸形多为胸骨下陷,较大的儿童倾向发展成胸骨外突(鸡胸),成人则以桶形胸为多见。

## (四)哮喘的预防和康复

### 1. 预防成人哮喘的措施

古医书《内经》中早有"不治已病,治未病,不治已乱,治未乱"的记载。"治未病",一是指"未病先防",是指在未发病之前,做好各种预防工作,以防止疾病的发生;二是指"既病防变",是指一旦疾病发生,应争取尽早诊治,以防疾病由表及里的发展转变。哮喘缓解期治疗的目的,在于预防其复发以便在发病季节减少发病或不发病。可采用以下措施。

(1)稳定调节情绪:稳定好精神情绪,对哮喘有一定预防作用。因此,患者要增强战胜疾病的信心,消除紧张心理,避免不良精神刺激。参加文体活动可调整紧张情绪,对哮喘也有良好的作用。

(2)适当锻炼:在缓解期,应参加力所能及的体育活动,如气功、太极拳、散步、跑步、游泳、医疗体操、呼吸训练等,如果能持之以恒、循序渐进,可以增强体质,减少发病。

(3)避免与过敏原接触:尽量找出过敏原,避免与之接触,是预防哮喘复发的重要措施。如已知服用某些药物或食物可诱发哮喘,以后就不能再服食。如果过敏原为感染或肠道寄生虫病,则应防治感染和寄生虫病。有些过敏原如尘土、尘螨,虽难以避免，但应尽量减少吸入，如床上用品要经常洗晒，室内经常保持清洁、通风，对花粉过敏者，可将与过敏有关的花木移开，在开花季节，尽量避开接触。

(4)脱敏治疗：脱敏治疗又称减敏治疗，是一种特异性免疫治疗，适用于过敏性(外源性)哮喘。其原理是用小剂量过敏原多次注射，使人体内产生阻断抗体 IgG，同时减少特异性 IgE 的产生和巩固肥大细胞或嗜碱细胞膜。脱敏治疗分季节前脱敏和终年脱敏 2 种，季节前脱敏是在好发季节前 3～6 个月进行。剂量从不引起局部及全身过敏反应的最低剂量开始，以后逐增，直到维持剂量至该致敏花粉开花季节前为止，每年重复 1 次。季节前脱敏对单一的花粉过敏效果较好，但对多种不同季节开花的花粉过敏或尘螨过敏则不适用。后者多采用终年脱敏，方法同季节前脱敏，但维持量一般持续 2～3 年，有的可达 5 年。如果连续 2 年基本不发作，可考虑停止治疗。吸入性物质，如花粉、灰尘、螨、真菌等不能避免的并能引起Ⅰ型变态反应性哮喘的抗原性物质，都可用来制成浸出液而做脱敏治疗。开始脱敏治疗时，抗原浓度应低，剂量宜小，以后逐渐增加浓度与剂量。注射是在患者前臂外侧中部皮下进行，每周1～2次。每一浓度级注射 10 次，由 0.1 毫升增至 1.0 毫升为 1 个疗程。每次递增 0.1 毫升，剂量增至 1.0 毫升后更换下一浓度级。每一浓度级之抗原浓度相差 10 倍。如患者对尘螨反应为(＋＋)，则采用 $10^8$ 开始，从 0.1 毫升第一次注射，隔 4～7 天增至 0.2 毫升，依次增至 1 毫升，换 $10^7$ 浓度级。当脱敏到达一定浓度时，即可改用维持量脱敏，即将抗原浓度及剂量固定在患者能耐受的最大剂量(注射后局部红肿小于 3 厘米，略有痒感，但无全身反应的剂量)，如 $10^2$ 或 $10^3$，具体剂量及间隔时间要视患者反应情况而异。脱敏治疗的临床疗效，一般随着疗程的延长、剂量的增大而增加。

(5)菌苗等的应用：哮喘菌苗主要用于每次均因呼吸道细菌或病毒感染而诱发的内源性哮喘患者。它是一种非特异性免疫疗法，能提高巨噬细胞的吞噬功能和增加人体的抗病能力。常用三联(甲型链球菌、白色葡萄球菌和奈瑟球菌)或五联(三联加肺炎球菌和流感嗜血杆菌)菌苗。通常用药后 2 个月才起效，故对季节性发病者，于发病季节前 2 个月开始，每周皮下注射 1～2 次，初剂量为 0.1 毫升，以后每次递增 0.1～0.2 毫升，直到 1 毫升为维持量，15～20 次为 1 个疗程。对终年经常发作者，可常年应用。与菌苗作用类似的免疫增强剂还有核酪、胎盘脂多糖、胎盘球蛋白、丙种球蛋白、转移因子、卡介苗、短小棒状杆菌、麻疹疫苗、扁桃体液、左旋咪唑、黄芪注射液等，可根据病情选用。

(6)色甘酸钠的应用：色甘酸钠是预防哮喘发作的有效药物。粉雾吸入或以二氧甲烷为抛射剂的混悬型气雾剂，可用于预防外源性、内源性及由运动而诱发的哮喘，一般对外源性效果较好。粉雾剂制成胶囊，每粒 20 毫克，放入特制的粉雾吸入器内，每次 1 粒，每日 3～4 次；混悬型气雾剂 14 克，含成药 50 毫克，贮藏于有特制定量阈门系统的密闭耐压器中，每日喷吸 3～4 次，在发作间歇期或发作季节前 2 周使用。用 4～6 周无效者可停用。

(7)酮替芬(噻哌酮)的应用：本品为一新型防治Ⅰ型变态反应药物，可主治外源性、运动性及由阿司匹林等引起的哮喘，作用比色甘酸钠强。口服每次 1 毫克，每日 2 次，可连续服2～6 周，服 6 周无效可停服。

(8)倍氯米松气雾剂:倍氯米松气雾剂是目前防治慢性哮喘的有效激素制剂,具有较强的局部抗炎作用,除可能引起真菌(白色念珠菌)感染外,几乎无不良反应。一般剂量为每次2揿(每揿100微克),每日4次,用其双倍剂量对肾上腺皮质无抑制作用或出现肾上腺皮质功能亢进综合征。吸前20～30分钟最好先用支气管舒张药以取得最大的吸收效果,一般在用药后10日左右起效。

## 2. 预防儿童哮喘的措施

预防儿童哮喘的措施与成人类似,但在剂量、用法等方面有所不同,现介绍如下。

(1)安定患儿情绪:由于哮喘反复发作,患儿精神、情绪会相对较坏,心烦、急躁也是很自然的。此时,家长应做疏导工作,尽量鼓励安慰患儿增强治病信心,减少其哭闹,避免精神刺激,应多做些使其精神愉快的事。因为精神愉快,情绪安定,对哮喘有良好的影响。

(2)体格锻炼:体格锻炼对长期患哮喘儿童极为重要,可与药物治疗同时进行。体格锻炼,可促进血液循环及新陈代谢,改善呼吸功能,提高机体对温度尤其对低温的适应能力,还可促进食欲,促使患儿精神愉快,以改善身体素质和提高机体抗病能力,从而减少哮喘的发作。为此,哮喘患儿可每天做体操及参加慢速短程跑步等活动。并做平稳呼吸锻炼,不要做深呼吸,因为用力呼气可引起气道关闭而诱发哮喘发作。要注意纠正身体姿势,以保持其气道畅通。日本有学者建议,哮喘患儿可用以下3种方法锻炼:①生活起居要制度规律化,每日早上外出散步或跑步,运动量由小到大逐渐增加。②每日进行冷水摩擦和用干布全身摩擦。③适当参加游泳活动，它是有益于哮喘患儿的很好锻炼方法。

(3)查出和避免过敏原及诱发因素：医生应和家长密切配合，详细了解患儿发病前的具体细节，以便找出发病诱因和可疑过敏原。尽量避免接触和及时处理已知的过敏原。有条件的可改变或改善环境，有可能时易地生活。平时要注意防止呼吸道感染，消除病灶，如鼻窦炎、鼻息肉、过敏性鼻炎、慢性扁桃体炎或龋齿等。

(4)脱敏疗法：脱敏疗法具有病因预防和病因治疗的双重作用。对病程较长，一般治疗无效的变态反应性哮喘和对已知过敏原防不胜防的患儿可选用本法。儿童脱敏疗法的效果比成人好，但以 5 岁以上的患儿应用为宜。治疗方法分两个阶段：①递增量阶段。目的是在不发生明显的局部和全身反应的情况下，寻找该患儿对变应原最大耐受量，方法有 2 种。一是从 0.1 毫升开始，每周 1～2 次，每次递增 0.1 毫升，增至 1 毫升，共 10 次；二是每次递增 50%，直至 0.9 为止，每周 1～2 次。此阶段约数月。②维持治疗阶段。维持量即患儿的最大耐受量，维持量一般不多于 1∶50 稀释度的 1 毫升，每次注射的间隔可逐渐延长到 4 周以内，待症状消失 1 年即可停用，一般应坚持治疗至少 1 年。

(5)菌苗等的应用：儿童内源性哮喘可用三联或五联菌苗注射，一般效果比成人好。用法：一般在哮喘发作前 1 个月左右开始使用，首次用量为 0.1～0.2 毫升，以后每周 1 次，每次用量递增 0.1～0.2 毫升，直至维持量 0.5～1 毫升，可连用 3～6 个月，也可全年使用。还可注射卡介苗、麻疹疫苗、短小棒状杆菌等。卡介苗前臂内侧划痕法接种，每周 1 次，30～50 次为

1个疗程,有预防少儿感冒及因感冒诱发哮喘的作用。与菌苗作用类似的免疫增强剂还有核酪、转移因子、胎盘脂多糖、胎盘球蛋白、丙种球蛋白、左旋咪唑、黄芪注射液、马兜铃酸等。其中转移因子、胎盘脂多糖、黄芪注射液,对少儿哮喘患者效果较好。用法:儿童哮喘开始时,每周注射转移因子1次,每次用1单位,连续用5次,以后改为每2~4周1次,3~12个月为1个疗程;胎盘脂多糖每次0.5毫克,每周2~4次肌内注射,20次为1个疗程;黄芪注射液,每周肌内注射3次,每次用2毫升(相当于生药2克),注射30次后改为每周1次,可连用0.5~1年。

(6)色甘酸钠的应用:喷雾剂适用于4岁以上儿童,开始每日3~4个胶囊(每个胶囊20毫克),2~4周后,如有效减至每日1~2个胶囊,疗程为1~2年。4岁以下可用混悬液剂气雾给药,用至1~1.5个月如无效,可停用。

(7)酮替芬(噻哌酮)的应用:本品为新型预防性治疗口服药,治疗及控制哮喘发作作用较好。小儿剂量:每日每千克体重0.05~0.1毫克,分2次口服,一般疗程宜超过3~4周以上至数月。

### 3. 哮喘患者适合于"冬病夏治"

"冬病夏治"是中医的一个概念,是预防性的治疗原则之一。哮喘,特别是内源性、慢性哮喘患者,常因受凉感冒诱发哮喘发作,故适合于"冬病夏治"。根据内外原因,内源性哮喘在"立冬"至"立春"这段时间内发病率较高。这同《内经》所说"秋伤于湿,冬生咳嗽"的观点是一致的。所以,易患感冒的人,可以从夏天开始服用玉屏风散、六君子丸,肾气丸等制剂,可以防止秋冬季节发作哮喘等呼吸系统疾病。对于内源性哮喘患者，一般夏天病情处于缓解状态，但并未痊愈。此时，可根据患者肺脾肾虚的程度，服用健脾丸、固本咳喘片、补肾强身片等中药制剂，以起到减轻秋冬季节发病的作用。

### 4. 音乐疗法有利于哮喘的康复

现代科学研究指出，音乐对人体有两方面的作用。一是物理作用：据研究，人体各种器官具有一定的振动频率，人生病时器官的振动频率也会改变，而音乐通过本身的声波振动，可以纠正病变器官频率使之谐调，从而达到治病的目的。二是心理效应：悦耳动听的乐曲，悠悠轻快的旋律，沁人脏腑的声乐使人凝全神于音乐中，排除杂念，逐渐平心静气，呼吸深缓，全身松弛，使紧张的大脑皮质弛缓，从而调节内脏和躯体，具有明显的降压、止痛、镇静等作用。总之，不同的乐曲，不同的旋律，不同的音调，可以产生不同的情绪感受，对人体的医疗保健作用也不一样。关于音乐，有利于哮喘等康复的方面如下。

(1)人调养的最佳节奏：人类和自然界是相应的。自然界各方面都有着自身的节奏，如四季交替、昼夜更迭、月亮圆缺、潮起潮落等。人自身也有节奏，如呼吸、脉搏、一日三餐、朝起晚睡等。音乐的节奏，是从人类的生活节奏中抽象出来的。苏联学者试验后发现：每分钟 60 拍左右的音乐节奏与健康人每分钟 60 次左右的正常脉搏的生理节奏正好“共振”，最能使人保持身心平衡，血脉、呼吸平衡，既不兴奋，也不抑制，是调养身心的最佳节奏。

(2)音调拉长法：我国古代就有“歌咏”疗法。中医学认为“歌咏可以养心情”，故“长歌以舒怀也”。由于歌唱要运用宗气

“出于喉咙，以贯心脉”，故有康复咽、喉、气管、口、唇、舌的作用。音调拉长法是唱歌疗法的一种，源于古代“长啸”法。患者唱歌有意拉长音调15～25秒(小儿10～25秒)，具有通气道排痰的功用，有利于哮喘、慢性支气管炎以及其他呼吸系统疾病的康复。此法特别易为小儿支气管哮喘患者所接受。

(3)吹管乐疗法：吹管乐活动不仅能增强神经的机敏灵活，还能加大五脏六腑及一部分肌肉的活动量，对改善机体的呼吸系统、消化系统、血液循环系统、肌肉及神经系统的功能都有很大的帮助。吹管乐疗法类似于一种气功，它具有增强肺活量、增加横膈肌等的活动、促进各器官运动等功效，故有利于哮喘及其他呼吸系统疾病的康复。

## 5. 森林疗法有利于哮喘的康复

森林疗法是利用海拔1 500米以下的森林气候与天然环境因素，针对老残与慢性疾病患者，在森林疗养院与普通公园内，以森林浴或散步的方式，促进疾病的痊愈和身心健康的一种养病方法。它具有简便易行、轻松活泼，且无不良反应的特点，所以容易被各种慢性疾病者所接受。森林是一剂“良药”，它具有制造氧气、净化空气、调节温度、消毒灭菌、阻隔噪声、绿色安神的医疗作用。由于这些作用，森林浴就特别适合于呼吸系统疾病的防治。所以，森林浴对于哮喘病的康复是很有好处的。行森林浴最理想的季节为夏秋两季，最好的时间为每年5～10月。每日行浴的时间，以阳光充足的白天(10～16时)最为理想，气温也比较适宜。行浴时，患者可先穿宽松衣服，在林中散步10分钟左右，并做深呼吸，然后在机体适应的情况下，逐渐脱去外衣，穿着短衣、短裤，部分裸露身体，采用卧于床榻或椅子上的静式森林浴，或做一般体育活动的动式森林浴。第一次行浴时间为15分钟，其中半裸时间不宜过长，以后每次增加5～10分钟，逐步达到60～90分钟。每日1～2次，1个月为1个疗程。

## 6. 空气浴有利于哮喘的康复

空气浴是环境气候疗法的一种。它的治疗作用，主要决定于空气中所含的阴离子数。大片绿化地带、山谷、小溪、喷泉或瀑布附近，空气中阴离子达每立方厘米2万个以上，明显高于城市（每立方厘米40～50个）等其他地区，所以这些地方是很好的行空气浴的场所。阴离子有使血压平稳、呼吸次数减少、注意力集中、精神振奋、工作能力增强的作用，它有治疗高血压、支气管哮喘、慢性支气管炎、百日咳等功效。空气浴主要分为呼吸法和空气外浴法两种。呼吸法是通过鼻腔的呼出"浊气"，呼入"清气"，以养五脏而补肺气。空气外浴法就是让身体暴露在新鲜空气中以锻炼身体的一种方法。空气浴法可结合散步、做操、打拳等锻炼进行。进行空气浴最好的时间是在早上7时左右。此时，空气中灰尘杂质和有害物质少，空气凉爽，对机体的兴奋刺激较明显。理想的条件是气温20℃左右，相对湿度50％～60％，风速1米/秒左右。空气浴时，可取静式或动式2种，每次时间以60分钟为宜，每日1次，1～2个月为1个疗程。哮喘及慢性支气管炎的空气浴，先从凉爽空气浴开始，行浴温度以20℃～25℃为宜。一般从夏末秋初开始，逐渐过渡到冬季，不应间断。冬季行浴时，应以动式空气浴为主，不宜裸体行浴，并应逐步增加运动量。

## 7. 岩洞疗法有利于哮喘的康复

人们利用天然洞穴(岩洞),或掘地的窟作屋的人工洞穴进行心身疾病的调治,称为岩洞疗法。岩洞内环境安静,空气清洁,几乎很少有灰尘和病菌,岩洞冬暖夏凉、气温宜人,既可避暑,又可避寒,对平衡心理有益。因此,岩洞疗法对精神、心理、心血管系统、呼吸系统的疾病均有良好疗效。据调查,长期生活在窟洞中的人,哮喘、支气管炎等呼吸系统疾病,以及风湿病和皮肤病大为减少。目前,天然岩洞养病疗疾,可分为病房式和游洞式两种。对支气管哮喘和支气管炎患者,在岩洞内度过十天半个月,病情会有所好转;如白天住在岩洞内,夜里出洞入房安睡,坚持一段,可起到康复作用。

## 8. 几种温泉水泡浴有利于哮喘的康复

我国是世界上温泉最多的国家之一,3 000 多处温泉遍布各省、市、自治区。据统计,全国已有 10 余处温泉疗养地建立了 500 多处温泉疗养院。中医学认为,温泉水性平味甘,多有补养之功效。温泉水的医疗作用,主要取决于其成分、温度及机械因子如水压、浮力等,它们刺激人体,鼓动阳气,温通经络,流畅气血,怡神畅志,以促进疾病的痊愈和身心的康复。温泉浴可分为全身浸浴、局部浸浴、淋浴、喷射浴、肠浴。有利于哮喘、慢性支气管炎康复的泡浴温泉有以下几种。

(1)单纯泉:单纯温泉是缓和性温泉,虽矿物质含量很少,但因温度常年不变,所以治疗效果较好。单纯温泉能作用于皮下组织,促进皮肤的新陈代谢,改善全身功能,还有镇痛等医疗作用。

(2)盐泉:盐泉即食盐泉,主要成分为氯化物,浓度以3%～4%为宜。它具有提高机体新陈代谢,增强骨骼、肌肉和结缔组织的功能,降低血糖,增加白细胞,提高钙的排泄,使酸的排泄量下降等作用。

(3)碱泉:碱泉即碳酸氢钠泉,有冷泉及温泉之分。它们具有改善皮肤功能、促进物质代谢等功效。

温泉泡浴时,每次15分钟,每日或隔日1次。

## 9.哮喘患者可行呼吸操锻炼

呼吸操锻炼,主要是通过腹式呼吸,以增强膈肌、腹肌和下胸部肌肉的活动度,加深呼吸幅度,增大通气量,利于肺泡残气排出,从而改善通气功能,增加气体交换。具体操作步骤如下。

(1)长呼气:身体正直站立,全身肌肉放松,用鼻吸气,用口呼气。先呼气,深长,直至把气呼尽,然后自然吸气。吸气要求有入小腹感,呼与吸时间之比为2:1或3:1,以不头晕为度。为了增加通气量,宜取慢而深的呼吸,一般以每分钟16次左右为宜。

(2)腹式呼吸:立位,一手放胸前,一手放腹部,做腹式呼吸。吸气时尽力挺腹,胸部不动,呼气时腹肌缓慢主动收缩,以增加腹内压力,使膈肌上提,按节律进行呼吸。

(3)动臂呼吸:立位,两臂在身旁放下,身体稍向前倾呼气,两臂逐渐上举吸气。

(4)抱胸呼吸:立位,两臂在胸前交叉压缩胸部,身体向前倾,呼气。两臂逐渐上举,扩张胸部,吸气。

(5)压腹呼吸:立位,双手叉腰,拇指朝后,其余四指压住上腹部,身体向前倾,呼气。两臂逐渐上举,呼气。

(6)抱膝呼吸:立位,一腿向腹部弯曲,以双手环抱屈腿,以膝压腹时呼气,还原时吸气。

(7)下蹲呼吸:立位,两足并拢,身体前倾下蹲,双手抱膝呼气,还原时吸气。

(8)屈腰呼吸:立位,两臂腹前交叉,向前屈弯腰时呼气,上身还原两臂向双侧分开时吸气。

以上各节各练10～20次,每节中间可穿插自然呼吸30秒,全部结束后,原地踏步数分钟,前后摆动双手,踢腿,放松四肢关节。

## 10. 养生功疗法能防治哮喘

养生功疗法是中医学宝贵遗产之一,是一种自我心身锻炼方法,早在《黄帝内经》中已有记载。现代临床医学观察证实,放松功无论对单纯性哮喘,还是有并发症的哮喘,均有一定防治作用,如与保健功动静结合应用,则效果更好。现介绍此两养生功如下。

(1)放松功

①练功原则。"放松""入静""自然"为练功的3个基本原则。"放松",不但要做到躯体放松,脏腑放松,而且要求思想意识与精神也要放松;"入静",是指不胡思乱想,逐渐减少杂念,做到心情舒畅,心静意定;"自然",是指循序渐进,不可操之过急。"放松""入静""自然"三者间是互相联系的,放松而后能静,静而后能松,但一般入静较放松难。

②练功前准备。养生功是调心养气的方法,为保证练功顺利进行,在练功前要尽可能排除一切干扰因素,要求环境必须清静安宁、室内空气流通,思想有准备,头脑须清醒,大小便必

须排空，纽扣、衣带、裤带应放松，不饱食不饥饿等。

③练功姿势。以坐式或靠坐式最适宜。平坐在宽平的椅或凳上，两足自然分开，与两肩的宽度相等，膝关节屈成90°，两脚踏实着地，两手放在膝盖上方大腿上，手掌向下，肘关节半屈半伸，不使手臂肌肉紧张，以舒适为宜。上身端正，头部平正，颈直含胸，腰平直，顺乎脊椎自然姿势，头顶向上，不俯不仰。

④练功具体方法。默念词句，使大脑入静，全身放松，并且使身体按"词"的含义进行活动。"松""静"是一般练功患者常用的"词"，哮喘患者可改为从头到脚按部位逐个默念部位，进行放松。按3条线闭目静默1～3分钟，然后顺序放松。第一条线是，头顶→颞→耳→颈→肩→上臂→肘关节→前臂→腕→手→手指(1、2、3、4指)最终至小手指；第二条是，头顶→前额→眉→眼→鼻→口→颈→胸→腹→髋→大腿前面→膝→小腿前面→踝→脚→脚趾(1、2、3、4指)最终至小趾；第三条线是，头顶→枕部→项部→背→腰→骶→臀→大腿后面→腘窝→小腿后面→脚后跟→足底心。根据临床经验，初学者可先在医院里由工作人员领功，入门后，再自己练。一般初学者，可从头到足放松3遍。患者学会全身放松后，再学胸部放松(即局部放松)。胸部放松，是将胸部分为右上、右中、右下、左上、左中、左下6区。哮喘发作时，可在全身放松的基础上放松局部，或先放松局部，再做全身放松。局部放松与全身放松相结合，更有利于平喘。

⑤练功时间。初练每次10～15分钟，每日3次，以后可增加至20～30分钟，仍每日3次，2周为1个疗程。疗程结束后，患者仍可每日坚持练功1～2次，每次20分钟。

⑥练功注意事项。哮喘患者初学练功时，切勿注意呼吸，

应任其自然。应针对患者不同情况，做好练功前准备，如有咳嗽者，事先喝点温开水；有鼻塞者，可事先使用滴鼻剂，或擦迎香穴20～30次。哮喘发作时，工作人员必须立即领患者做放松功。哮喘大发作时，应先放松局部，再放松全身。如局部出现紧张，可将局部分小段放松，由总支气管至大支气管，从上到下，从左到右，逐渐放松。

(2)保健功：保健功要与放松功结合，先做放松功，后做保健功。做保健功，根据情况可坐着，也可站着，具体方法如下。

①做放松功前，先做叩齿、搅海保健功，有助于练功时集中注意力，放松安静。叩齿：上下牙齿轻叩如嚼物，先叩大牙10次，再叩前牙10次，有固齿作用。搅海：用舌头在口腔内、牙齿外面左右上下运转，左右各10次，舌抵上腭，使唾液增多，接着将唾液漱10～20次，然后分3小口轻轻咽下。有滋润肠胃、帮助消化、防止口臭的作用。

②做完上述叩齿与搅海之后，再做放松功，放松功后，进行以下各节保健功，活动量由小到大，动作要轻柔和缓。浴面：搓热手，以中指沿鼻部两侧自下而上带动其他手指，到额的两侧分开，经两颊而下，计10次。可使面部气血顺畅，防止感冒。鸣天鼓：两手掌心抱耳，手指放在后脑部，用第二指压中指之上滑下来，轻弹后脑部24次。能防头痛与耳鸣。按摩迎香：两手握拳，以大指之第二节骨自鼻之两侧向下按摩至迎香穴，并以拇指骨节轻轻按摩迎香穴左右各12次。摩胸：左手按在两乳之间，右手盖在左手背上，轻轻由右转向左，按摩5次，然后由左转向右按摩5次，以解除胸闷气急。摩腹：搓热两手，右手按在左手背上用掌心在脐的周围右边上来，左边下去的方向转摩

10次。可促进腹部气血流畅，增加蠕动，减少腹胀。左顾右盼：两眼先向前平视，随着头顶转向左，两眼斜视左肩，然后头颈转向右，两眼斜视右肩，左右各5次。操作时须缓慢进行，能舒松颈部。双手齐伸开：双手紧握拳（大拇指握在四指之内）放在胸前，再向左右两侧徐徐拉开，像拉开一样东西似的，计10次。能增强肺气。擦腰：搓热两手，隔衣在后腰部左右，两手上下交替按摩各20次。能防止腰背紧张酸痛等。单举托天：以一手像托东西样地向上慢慢托起，目光注意手之移动，两手交替进行各5次，以舒展胸部增强肺气。双转辘轳：双手握固，向上前方伸展，如划船一样，计10次。能舒展上肢关节。胸式挤压：两手叉腰，先吸气，胸部渐挺起，然后一面呼气，一面将上身向前倾斜，叉腰之手向内推，计5次。有助于哮喘合并轻度肺气肿者排除残气。

# 二、哮喘用药

## (一)西医用药

### 1. 哮喘治疗用药概况

目前,人们已认识到,哮喘不但是一种可逆性支气管痉挛,而且是由多种炎性细胞和介质调节的慢性、持续性炎症。其中肥大细胞、嗜酸性粒细胞、巨噬细胞、T 淋巴细胞、组胺、白三烯、前列腺素、血小板激活因素等,均参与了炎症过程。气道炎症,是哮喘发病机制和临床表现的中心环节,可导致气道阻塞和气道高反应性。所以,现在的哮喘治疗,是以抗炎药物为主,再辅以支气管扩张药。

抗炎药物,以肾上腺皮质激素(糖皮质激素)为主,再加上白三烯受体拮抗剂和过敏介质阻滞剂。吸入性肾上腺皮质激素和白三烯受体拮抗剂,均已列入国际性药物治疗哮喘指南,已作为控制哮喘的一线药物。为了减轻激素吸收后的不良反应,当前肾上腺皮质激素已由口服、注射等给药途径转为呼吸系统靶向吸入途径给药为主。白三烯受体拮抗剂,是控制轻度哮喘的激素替代药物,以及治疗中重度哮喘吸入性激素的辅助用药,可以降低激素的用药量。过敏介质阻滞剂,主要用于轻度哮喘的预防。

扩张支气管药物，以β受体激动剂为主，还有抗胆碱能药物和茶碱类药物。β受体激动剂，已从非选择性β受体激动剂转为选择性较高的$\beta_2$受体激动剂，从口服药物逐渐转为吸入给药。茶碱类目前多采用缓释和控释剂型，应用比较广泛，扩张支气管平滑肌的作用较弱。抗胆碱药物常与β受体激动剂伍用。

## 2. 哮喘常用药物种类

药物治疗是哮喘的主要治疗方法。支气管哮喘的治疗药物有缓解剂、预防剂、保护剂和联合治疗剂之分，其常用药物的种类如下。

(1)糖皮质激素类：①注射制剂，有琥珀酸氢化可的松、甲泼尼龙（甲基强的松龙）等。②口服制剂，有泼尼松（强的松）等。③吸入制剂，有倍氯米松（必可酮）、布地奈德（普米克）、氟替卡松（辅舒酮）等。

(2)$\beta_2$受体激动剂：①短效药物，有沙丁胺醇（万托林）、特布他林（博利康尼）。②长效药物，有丙卡特罗（美普清）、班布特罗（帮备）、沙美特罗（施立稳）、福莫特罗（奥克期）等。

(3)茶碱类：①普通茶碱类，有氨茶碱、喘定等。②茶碱控释制剂，有葆乐辉等。③茶碱复方制剂，有复方长效氨茶碱等。

(4)抗胆碱类：有异丙托溴铵（爱全乐）、噻托溴铵（思利华）等。

(5)白三烯调节剂类：有扎鲁司特（安可来）、孟鲁司特（顺尔宁）等。

(6)色酮类和抗组胺类：有色甘酸钠、猪肺磷脂（固尔苏)等。

### 3. 哮喘缓解剂的概念

缓解剂能使紧缩的气道平滑肌放松,从而使狭窄的气道扩张,故又称为支气管舒张剂。常用的缓解剂主要是$\beta_2$受体激动剂,主要用于支气管哮喘发作时的治疗。另外,哮喘患者在运动前半小时,吸入1～2喷缓解剂,可以有效地预防运动时发生支气管哮喘。$\beta_2$受体激动剂是一种拟交感神经$\beta_2$肾上腺素能受体的兴奋剂,是临床上使用最广泛的支气管哮喘快速缓解剂,它们具有较强的选择性舒张支气管平滑肌的作用,而对心血管的兴奋作用较弱。$\beta_2$受体激动时,平滑肌松弛,纤毛运动增强,加速黏液清除,减少微血管渗漏,可促进表面活性物质的合成,以上作用均有利于缓解哮喘的症状。$\beta_2$受体激动剂又可分为完全选择性$\beta_2$受体激动剂及部分选择性$\beta_2$受体激动剂,而临床上应用的多为完全选择性$\beta_2$受体激动剂。

### 4. $\beta_2$受体激动剂的作用原理及不良反应

(1)作用原理:气道$\beta$肾上腺素能受体有两个亚型,即$\beta_1$受体和$\beta_2$受体,在人类气道上主要为$\beta_2$受体。以往用的麻黄碱、肾上腺素、异丙肾上腺素等$\beta$肾上腺素能受体激动剂已被$\beta_2$肾上腺素能受体激动剂(简称$\beta_2$受体激动剂)所代替。$\beta_2$受体激动剂对支气管平滑肌的选择性强,其解痉作用明显,而对心血管平滑肌的作用弱,是目前临床上应用最广、种类最多的支气管解痉剂,尤其是其吸入剂型已广泛应用于支气管哮喘急性发作时的治疗,可有效地缓解哮喘急性症状;其支气管扩张作用,是氨茶碱的1 000倍左右,迄今为止,仍是哮喘急性期治疗的主要药物之一。其支气管舒张作用是多途径的,其原理如下:①使气道平滑肌松弛,导致支气管舒张效应。②通过稳定肥大细胞膜,抑制其炎症介质释放。以长效 $\beta_2$ 受体激动剂作用更为明显。③刺激气道内 $\beta_2$ 受体,从而抑制气道的有抑制肾上腺素能作用的胆碱能神经递质的释放。

(2)不良反应:$\beta_2$ 受体激动剂虽然是目前使用最广、较安全的哮喘对症治疗药物,但当大剂量或使用不当时,可能产生的不良反应如下:①心血管不良反应有心律失常、心肌缺血。②加重气管炎症,使哮喘恶化,特别是在长期使用该类制剂的患者中。③长期使用该类制剂,可使平滑肌对 $\beta_2$ 受体激动剂敏感性降低,而产生对该类药物耐药。如果哮喘患者在配合吸入糖皮质激素等抗炎治疗基础上使用 $\beta_2$ 受体激动剂,不仅可以减少其用量,还可以降低其不良反应的发生。

## 5. 常用 $\beta_2$ 受体激动剂的适应证及注意事项

(1)沙丁胺醇(万托林、舒喘灵):片剂,每片含 2 毫克;控释片,有每片含 2 毫克和每片含 4 毫克两种;气雾剂,每瓶含 0.1 毫克×200 喷;粉雾剂,有每吸含 0.2 毫克和每吸含 0.4 毫克两种;喷雾剂,每支含 100 毫克。适用于哮喘、喘息性支气管炎、肺气肿患者的支气管痉挛等。用药方法:口服,每次 2～4 毫克,每日 3～4 次。气雾吸入,成人每次 0.1～0.2 毫克,必要时 4 小时重复 1 次,24 小时内不能超过 8 次;儿童,每次 0.1 毫克,必要时 6 小时重复 1 次,24 小时内不宜超过 6 次。粉雾剂吸入,成人每次 0.4 毫克,每日 3～4 次;儿童,每次 0.2 毫克,每日 3～4 次。注意事项:①长期使用,易产生耐受性,并使疗效降低。②常见不良反应有四肢骨骼肌震颤、面颈部肌肉震颤、心率加快、心搏强烈等，还有头晕、头痛、高血压、心烦、失眠、呕吐、脸面潮红等。③心血管功能不全、高血压、糖尿病、甲亢等患者慎用。

(2)班布特罗(帮备)：片剂，每片含10毫克。适用于哮喘、喘息性支气管炎、肺气肿患者的支气管痉挛等。口服，每次10毫克，每日1次，睡前服用，依病情可加至每次20毫克。本剂作用持续时间比沙丁胺醇长，其他注意事项见沙丁胺醇。

(3)丙卡特罗(美普清)：片剂，有每片含25微克、50微克两种。适用于哮喘、喘息性支气管炎、过敏原诱发的哮喘等。口服，每次50微克，每日1次，睡前服用；或每次25微克，每日2次。注意事项见沙丁胺醇。

(4)克伦特罗：片剂，有每片含20微克、40微克两种；栓剂，每粒含60微克。适用于哮喘、喘息性支气管炎等。用药方法：口服或舌下含服，每次20～40微克，每日3次；直肠给药，每次含60微克，每日1～2次。注意事项见沙丁胺醇。

(5)妥洛特罗：片剂，有每片含0.5毫克、1毫克两种。适用于哮喘、喘息性支气管炎、急慢性支气管炎等。口服或舌下含服，每次0.5～1毫克，每日2次。注意事项见沙丁胺醇。

(6)氯丙那林：片剂，有每片含5毫克、10毫克两种。适用于哮喘、喘息性支气管炎等。口服，每次5～20毫克，每日3～4次。与沙丁胺醇比较，选择性作用较弱，心血管不良反应较多。

(7)复方氯丙那林片：每片含氯丙那林5毫克、溴己新10毫克、去氯羟嗪25毫克。适用于哮喘、喘息性支气管炎、慢性支气管炎等。口服，每次1片，每日1～3次。本剂平喘作用比氯丙那林强，心血管不良反应比氯丙那林轻，其他注意事项见沙丁胺醇。

(8)特布他林(博利康尼、喘康速):片剂,每片含2.5毫克;注射剂,每支含0.25毫克;气雾剂,每支含0.25毫克×200喷;粉雾剂,每支含500毫克。适用于哮喘、喘息性支气管炎、肺气肿等。用药方法:口服,每次2.5～5毫克,每日2～3次;皮下注射,每次0.25毫克;气雾吸入和微粉吸入,每次0.25～0.5毫克,每日3～4次。注意事项见沙丁胺醇。

(9)福莫特罗(安通克、奥克斯):片剂,有每片含20微克、40微克两种;颗粒剂,每袋含40微克;粉雾剂,每支含4.5微克×60吸。适用于哮喘、喘息性支气管炎等。用药方法:口服,每次40～80微克,每日2次;吸入用药,每次4.5～9微克,每日1～2次,每次最高剂量为18微克。为长效选择性支气管平滑肌$\beta_2$受体激动剂,应与吸入性糖皮质激素联合使用,注意事项见沙丁胺醇。

(10)沙美特罗(施立稳、施立碟):气雾剂,每喷含25微克;粉雾剂,每粒含50微克。适用于哮喘的长期治疗,特别是可控制哮喘夜间发作等,但不适用于哮喘急性发作。吸入用药,每次50微克,每日2次。为选择性长效$\beta_2$受体激动剂,应与吸入性糖皮质激素联合使用,既平喘,又抗炎。其他不良反应参见沙丁胺醇。

## 6. 哮喘预防剂及其种类

哮喘预防剂,又称“控制剂”,它是一类能减轻和消除支气管哮喘患者的慢性气道炎症,使患者的气道反应性下降,从而使哮喘发作的次数减少、发作时的症状减轻,直至完全预防发作的药物。预防剂不能直接快速缓解哮喘发作,而且它们的作用也要在连续使用数周后才能显现,故要求患者按照医嘱坚持用药。哮喘治疗，分急性期治疗和缓解期治疗两方面，而哮喘预防剂（或控制剂）是指缓解期治疗过程中预防和减轻哮喘发作的一类药物。常用的控制剂的种类如下。

（1）吸入型糖皮质激素类药物：目前认为，该类药物是哮喘最有效的预防剂，其常用药物有倍氯米松（必可酮）、布地奈德（普米克）和氟替卡松（辅舒酮）等。

（2）吸入型非激素类抗炎剂：如色甘酸钠等。

（3）抗组胺类药物：如氯雷他定（开瑞坦）、西替利嗪（仙特明）、酮替酚。

（4）非特异性免疫治疗剂：如胸腺肽、转移因子、卡介苗素、核酪口服液等。

（5）特异性免疫治疗剂：其目的是通过过敏原疫苗的长期治疗，使患者抗体对过敏原耐受性增高，减轻哮喘慢性期症状，减少哮喘发作频率，减轻哮喘发作严重程度。常用的过敏原为螨虫提取物。

（6）白三烯调节剂：如孟鲁司特（顺尔宁）等白三烯受体拮抗剂，其抗炎症疗效肯定、不良反应小，是一类新型治疗哮喘炎症的药物。

## 7. 哮喘患者使用糖皮质激素的适应证及安全性

糖皮质激素，具有很强的抗炎作用与免疫抑制作用，是目前控制气道慢性炎症最基本、最有效的药物。它能阻断气道炎症反应中的多个环节，防止病情进一步发展，能起到抑制气道炎症反应并缓解哮喘持续发作的作用。

（1）糖皮质激素全身用药的适应证：①重度哮喘发作正规

使用平喘药物后疗效不满意的哮喘急性发作者。②用中高剂量的吸入性糖皮质激素症状仍控制不良者。

(2)局部吸入用药适应证：①轻度、中度及重度持续支气管哮喘者，包括有症状的所有患者。②哮喘急性发作症状控制后的维持用药(即长期控制治疗)。③季节性哮喘发作的预防。④妊娠合并哮喘的防治。⑤合并有高血压、消化性溃疡、糖尿病、骨质疏松等疾病的激素依赖型哮喘患者。

(3)安全性：根据不同糖皮质激素的药理特性，哮喘发作时应使用作用快、体内药性稳定、不良反应较小的糖皮质激素，如泼尼松(强的松)、甲泼尼龙(甲基强的松龙)及琥珀酸氢化可的松等。预防使用这些药物，可以消除肺内气道黏膜水肿，抑制慢性炎症，减低气道的反应性等。哮喘患者，每天按医嘱吸入糖皮质激素是安全的，其理由如下：①它是被直接吸入气道发挥作用的，其使用剂量很小，如成年人哮喘者常用的倍氯米松吸入剂量为每日 400 微克，而口服泼尼松 1 片就是 5 000 微克(5 毫克)，其差距甚大。②由于吸入糖皮质激素的特殊化学结构，除了到达肺部发生作用的部分外，其吞入胃肠道内的部分首先要经过肝脏的代谢而大部分失去活性。如氟替卡松吸入经过肝脏首次代谢可失活 99%。由此可知，吸入糖皮质激素进入全身循环的剂量是非常小的，因此每天吸入糖皮质激素是安全的。

## 8. 常用糖皮质激素制剂的适应证及注意事项

(1)倍氯米松(必可酮、必酮碟)：气雾剂，有每瓶含 50 微克×200 喷、250 微克×80 喷两种；粉雾剂，每喷含 100 微克。适用于轻、中、重度哮喘。用药方法：气雾吸入，剂量应个体化。

一般轻度哮喘，每次100～200微克，每日2次喷入；中度哮喘，每次300～400微克，每日2次喷入；严重哮喘，每次500微克，每日4次喷入。12岁以上儿童，用法用量同成人；4岁以上儿童，每次100～200微克，每日喷2次。本品为局部应用的强效糖皮质激素制剂，使用注意事项如下：①用药前，需将气雾剂摇匀，用药后要用清水漱口。②用药1周才能有明显的抗炎效应，控制急性哮喘需配合应用$\beta_2$受体激动剂。③可出现局部刺激、声音嘶哑、口腔白色念珠菌感染等不良反应。④肺结核、气道真菌感染者，以及孕妇、哺乳期妇女慎用。

(2)布地奈德(普米克)：气雾剂，有每喷含50微克、200微克两种；粉雾剂，有每喷含100微克、200微克两种；喷雾剂，每2毫升含1毫克。适用于成人及儿童轻度和严重哮喘。用药方法：气雾吸入，剂量应个体化，一般初始剂量为每日400～1 000微克，分2～4次吸入。轻度哮喘，每次100～200微克，每日2次吸入；严重哮喘，每次200微克，每日4次吸入。7岁以上儿童，每日200～800微克；2～7岁儿童，每日200～400微克，分2～4次吸入。为局部应用的强效糖皮质激素制剂，其注意事项见倍氯米松。

(3)氟替卡松(辅舒酮)：气雾剂，每支含125微克×60喷。适用于轻、中、重度哮喘的成人和儿童。用药方法：气雾吸入，剂量应个体化。一般轻度哮喘每次125微克吸入，中度哮喘每次125～250微克吸入，严重哮喘每次250～500微克吸入，均为每日2次。16岁以上儿童同成年人；4岁以上儿童每次25～50微克吸入，每日2次。本剂为局部强效糖皮质激素制剂，其注意事项见倍氯米松。

(4)氟替卡松/沙美特罗(舒利迭)：粉雾剂，有每盒含100

微克×60吸、250微克×60吸两种。适用于需联合用药控制的哮喘。气雾吸入,剂量应个体化,一般每次100～250微克,每日2次。12岁以上儿童同成人;4岁以上儿童每次100微克,每日2次。本品为复方制剂,每吸含沙美特罗50微克,含氟替卡松100微克或250微克,疗效优于单一用药,且使用方便。注意事项参考相应制剂。

## 9. 常用过敏介质阻滞剂的适应证及注意事项

(1)色甘酸钠:气雾剂,每揿含3.5毫克;胶囊剂,每粒含20毫克。适用于过敏性哮喘。用药方法:气雾剂吸入每次3.5～7毫克,或粉雾剂(用胶囊)吸入每次20毫克,每日4次;症状减轻后,改为每日2～3次。本制剂有稳定肥大细胞膜、防止其脱颗粒的作用,从而可抑制组胺、5-羟色胺、慢性反应物等过敏介质的释放。注意事项:①应预防用药,发病后用药无效。②起效慢,需连续用药几天才见效。

(2)奈多罗米:气雾剂,每喷2毫克。适用于轻中度慢性哮喘。气雾吸入,成人及12岁以上儿童每次4毫克,每日2次;必要时,可加至每日4次喷入。主要不良反应为头痛、恶心等。

(3)酮替酚:是集支气管哮喘预防、治疗于一体的防治哮喘的药物。可以防治各种类型的哮喘,被认为是具有“类固醇效应”,但无类固醇不良反应的药物。主要用于过敏性哮喘的预防和治疗,对非过敏性哮喘如运动性哮喘、阿司匹林哮喘也有一定的预防作用,对儿童哮喘疗效尤为显著。主要用于哮喘的预防,需连续用药3～4周以上,病情才能趋向稳定,用药6～12周时作用最强,故必须连续用药才有效。一般认为,它是通过抑制气道炎症而控制哮喘发作的。对于糖皮质激素依赖严重的患者，如辅以酮替酚口服，可以减少糖皮质激素的用量。该药用于哮喘防治的同时，对过敏性鼻炎及过敏性结膜炎症状的改善，也有一定的作用。不良反应：成人有嗜睡、疲倦等；儿童虽没有嗜睡等感觉，但可发生轻度肥胖，长期服用可能对认知功能有一定的影响。用药方法：口服，成人每次 1 片(含 1 毫克)，每日 2 次；2 岁以上儿童，同成人剂量。

(4)曲尼司特：胶囊剂，每粒含 100 毫克。可预防过敏性疾病，如哮喘、过敏性鼻炎等的发作。口服每次 100 毫克，每日 3 次；儿童每日每千克体重 5 毫克，分 3 次服用。注意事项与色甘酸钠相似。

## 10.常用白三烯受体拮抗剂的适应证及注意事项

(1)扎鲁司特(安可来)：片剂，有每片含 20 毫克、40 毫克两种。适用于轻中度慢性哮喘的预防和治疗等。口服，每次 20 毫克，每日 2 次；依病情可增至最大每次 40 毫克，每日 2 次，均睡前服用。本品是白三烯受体选择性拮抗剂，具有改善肺通气功能、减少哮喘发作次数等作用。注意事项：①对哮喘急性发作无效。②可有轻微头痛、胃肠道反应、肝功能损害等。③孕妇、哺乳期妇女慎用。

(2)孟鲁司特(顺尔宁)：片剂，有每片含 4 毫克、10 毫克两种。适用于轻中度慢性哮喘的预防和治疗等。睡前服用，成人每次 10 毫克，每日 1 次；15 岁以上儿童，同成人用量；6～14 岁儿童，每次 4 毫克，每日 1 次。注意事项见扎鲁司特。

(3)异丁司特：胶囊剂，每粒含 10 毫克。适用于轻中度慢性哮喘的预防和治疗等。口服，每次 10 毫克，每日 2 次。注意事项：①脑梗死急性期及肝功能不全者慎用。②对哮喘急性发作者无效。

(4)普仑司特：胶囊剂，每粒含112.5毫克。适用于轻中度哮喘的预防。口服，每次225毫克，每日2次。注意事项：①可见恶心、呕吐、腹泻、便秘、腹痛等不良反应。②不能缓解已经发作的哮喘。

(5)吡嘧司特：片剂，每片含10毫克。适用于轻中度哮喘的预防。口服，每次10毫克，每日2次。注意事项：①可有头痛、胃肠道反应、皮疹等不良反应，偶见肝功能损害。②不能迅速缓解急性哮喘发作。

(6)齐留通：片剂，有每片含200毫克、400毫克两种。适用于轻中度慢性哮喘的预防。口服，每次400～600毫克，每日4次。偶见肝功能损害，但停药后可恢复。

(7)氨来呫诺：片剂，每片含25毫克。适用于轻中度慢性哮喘的预防。口服，每次25～50毫克，每日3次。注意事项：①可见头痛、皮疹、胃肠道刺激、心悸、肝功能损害等。②对已发作的哮喘症状不能迅速缓解。

## 11. 常用茶碱类制剂的适应证及注意事项

(1)茶碱(葆乐辉、舒弗美、时尔平)：片剂，每片含0.1克；缓释片，有每片含0.1克、0.2克两种；控释片，有每片含0.3克、0.4克两种。适用于哮喘、慢性阻塞性肺气肿、慢性喘息性支气管炎等。口服：片剂，每次0.1～0.2克，每日3次；缓释片，每次0.1～0.2克，每日2次；控释片，每次0.3～0.4克，每日1次。本品对呼吸道平滑肌有直接松弛作用。注意事项：①有效血浓度范围窄，个体差异大，易出现不良反应。②可见恶心、呕吐，偶见柏油样便；少数人有激动、失眠；剂量过大时，可致谵语、惊厥。③急性心肌梗死、肝功能不良、甲状腺功能亢进、高血压、消化道溃疡、孕妇、哺乳期妇女慎用。

(2)氨茶碱:片剂,每片含 0.1 克;注射剂,有 10 毫升含 0.25 克、20 毫升含 0.5 克两种。适用于哮喘、哮喘型慢性支气管炎、心源性哮喘等。口服,每次 1～2 片,每日 3 次。静脉注射,每次 0.25～0.5 克,加入 50%葡萄糖溶液 20～40 毫升中,缓慢注射;或加入到 5%葡萄糖溶液 500 毫升中,静脉滴注。本品为茶碱与乙二胺的复合物,作用同茶碱,但水溶性增强。注意事项:①肌内注射,局部红肿疼痛,已很少应用。②静脉滴注过快,可致心悸、心律失常、血压下降,甚至猝死。③口服,对胃肠道有刺激性,可致恶心、呕吐。④其他,可参见茶碱。

(3)多索茶碱:片剂,有每片含 0.2 克、0.3 克两种;注射剂,10 毫升含 0.1 克。适用于哮喘及伴有支气管痉挛的肺部疾病。用药方法:口服,片剂每次 0.2～0.4 克,每日 2 次。静脉注射,每次 0.2 克,以 25%葡萄糖溶液稀释至 20～40 毫升,缓慢注射;或加入到 5%葡萄糖溶液 100 毫升中,静脉滴注。本品为茶碱衍生物,松弛支气管平滑肌的作用比氨茶碱强,并有镇咳作用。不良反应较茶碱少,参见茶碱。

(4)二羟丙茶碱(喘定):片剂,每片含 0.1 克;注射剂,2 毫升含 0.25 克。适用于哮喘、慢性阻塞性肺气肿等。用药方法:口服,片剂每次 0.2 克,每日 3 次。肌内注射,成人每次 0.25～0.5 克,儿童每次每千克体重 5 毫克。静脉滴注,1～2 克加入 5%葡萄糖溶液 500～1 000 毫升中滴注。作用同茶碱,胃肠道刺激小,兴奋心脏作用弱,注射剂局部刺激性小。

(5)胆茶碱:片剂,每片含 0.2 克。适用于慢性支气管炎及哮喘。口服,每次 0.2 克,每日 3 次。对胃刺激性较氨茶碱小,可耐受较大剂量。

(6)赖氨酸茶碱:片剂,每片含 0.1 克。适用于慢性支气管炎及哮喘。口服,每次 0.1～0.2 克,每日 3 次。对胃刺激性较氨茶碱小。

(7)甘氨酸茶碱:片剂,每片含 0.165 克。适用于慢性支气管炎及哮喘。口服,每次 0.165 克,每日 3 次。对胃刺激性较氨茶碱小。

(8)复方茶碱:片剂,每片含茶碱 25 毫克、麻黄碱 10 毫克、苯巴比妥 10 毫克、非那西丁 100 毫克、氨基比林 100 毫克、咖啡因 15 毫克、可可碱 25 毫克、颠茄浸膏 2 毫克。适用于慢性支气管炎及哮喘。口服,每次 1 片,每日 2 次。本复方片的不良反应比氨茶碱少,平喘、抗过敏作用比氨茶碱强。

(9)阿斯美:为复方胶囊剂,每粒含甲氧那明 12.5 毫克、那可丁 7 毫克、氨茶碱 25 毫克、氯苯那敏 2 毫克。适用于哮喘及喘息性支气管炎等。口服,每次 2 粒,每日 3 次;8～15 岁,每次 1 粒,每日 3 次。不良反应比氨茶碱少,作用比氨茶碱强。

## 12. 常用 M 胆碱受体拮抗剂的适应证及注意事项

(1)异丙托溴铵(爱全乐):气雾剂,每喷 20 微克、每支 200 喷;喷雾剂,每支 0.5 毫克。适用于慢性阻塞性肺部疾病。用药方法:气雾吸入,每次 40 微克,每日 3～4 次,每日剂量不宜大于 240 微克。雾化吸入,0.1～0.5 毫克,用生理盐水稀释后,置于雾化器中吸入,每日 3～4 次。注意事项:①不宜单独用于急性重症哮喘。②少数人可有口苦、口干、视物模糊、心悸、排尿困难、咳嗽等不良反应。③青光眼、前列腺肥大、幽门梗阻者禁用。④气雾、粉雾吸入时，一定要掌握好正确的用药方法。

(2)异丙托溴铵/沙丁胺醇(可必特)复方制剂：气雾剂，每喷含 20 微克/120 微克；喷雾剂，每支含 0.5 毫克/3 毫克。适用于需多种支气管扩张剂联合应用的阻塞性气道疾病。用药方法：气雾吸入，每次 2 喷，每日 3～4 次，每日剂量不宜大于 12 喷。雾化吸入，每支药用生理盐水稀释后，置雾化器中吸入，每日 3～4 次。疗效优于单一给药，且用药方便，注意事项参见相应药物。

(3)氧托溴铵：气雾剂，每喷 60 微克。适用于慢性阻塞性肺部疾病的维持治疗。气雾吸入，每次 180 微克，每日 2～4 次。为抗胆碱类平喘药，不良反应等参见异丙托溴铵。

(4)噻托溴铵：粉雾剂，每吸含 18 微克。气雾吸入，每次 18 微克，每日 1 次。为长效(作用持续 24 小时)、选择性较强的抗胆碱平喘药，疗效优于异丙托溴铵。青光眼、前列腺肥大、幽门梗阻、心律失常者慎用。

## 13. 不同平喘制剂的用药途径

哮喘治疗，主要通过吸入、口服、静脉注射用药，制剂的种类不同，用药途径也不完全相同。

(1)糖皮质激素类：主要通过局部吸入用药，剂型有压力定量气雾剂、干粉吸入剂及雾化吸入剂(包括溶液和混悬液)。重症哮喘者需全身用药，用口服或静脉注射。

(2)$\beta_2$ 受体激动剂类：急性发作时主要通过局部吸入用药，剂型有压力定量气雾剂、干粉吸入剂和雾化溶液。部分患者可用口服制剂，危重症患者可用静脉滴注注射剂，但全身不良反应大，使用时要注意观察。

（3）茶碱类：多为口服制剂，有普通片剂和长效制剂（缓释肠溶片剂和控释片）。重症哮喘患者，可用静脉注射，使用时应注意输注速度，避免发生不良反应。

（4）抗胆碱类制剂：局部吸入用药，有压力定量气雾剂、雾化溶液。

（5）白三烯调节剂、抗过敏药物等：大多为口服给药。

## 14. 治疗哮喘的目标及要求

哮喘治疗的最终目标，是消除气道慢性炎症和气道高反应性，使患者没有哮喘发作和哮喘的日夜症状，能够和健康人一样正常生活。

（1）尽可能控制哮喘症状，预防哮喘发作，使哮喘的就诊次数达到最低限度。

（2）尽量使用最少的 $\beta_2$ 受体激动剂，尽量使平喘药物的不良反应减少至最低限度。

（3）保证患者能进行正常的活动，包括体育活动。

（4）尽可能保持正常的肺通气功能。

（5）预防发展成为不可逆的气道阻塞。

（6）预防哮喘患者发生猝死。

（7）使患者的心理状态和生活质量达到最佳状态。

## 15. 哮喘长期管理的“阶梯式治疗方案”

哮喘是一种气道的慢性炎症性疾病，当机体接触各种危险因素时，气道出现阻塞和气流受阻，其临床表现为反复发作的喘息、呼吸困难、胸闷和咳嗽。用药必须因人、因时而异，其用药量及用药次数依病情轻重程度变化。世界卫生组织(WHO)和一些发达国家推出"阶梯式治疗方案"(表 2-1),将哮喘严重程度分级并指导治疗。根据哮喘发作的症状及肺功能综合评估,哮喘可分为间歇性、轻度持续、中度持续和重度持续型。当哮喘发作频次和症状加重时,所需要的平喘药物的数量和使用频度也要增加(即升级),当哮喘被控制且至少维持 3 个月后,药物的需求就减少(即降级)。一旦哮喘被控制,则每3～6 个月复核治疗情况,其目标是用最少的药物来维持临床症状的良好控制。

**表 2-1 支气管哮喘阶梯式治疗方案**

| 级 别 | 长期控制药物 | 其他治疗选择 |
| --- | --- | --- |
| 一级(轻度间歇) | 不需要 | |
| 二级(轻度持续) | 低剂量吸入糖皮质激素 | 缓释茶碱,或吸入色甘酸钠或白三烯调节剂 |
| 三级(中度持续) | 低、中剂量吸入糖皮质激素 | 中剂量吸入糖皮质激素+缓释茶碱,或中剂量吸入糖皮质激素+吸入长效 $\beta_2$ 受体激动剂,或中、高剂量吸入糖皮质激素+白三烯调节剂 |
| 四级(重度持续) | 高剂量吸入糖皮质激素+吸入长效 $\beta_2$ 受体激动剂,需要时可加用以下 1 种或多种药物:缓释茶碱、白三烯调节剂、口服长效 $\beta_2$ 受体激动剂、口服糖皮质激素 | |

## 16. 哮喘治疗必须“个体化”

由于每个哮喘患者的发病年龄、症状严重程度、发作时的情形、过敏状况，以及对治疗的反应都不尽相同，因此哮喘的治疗必须“个体化”。医生通过鉴别诊断，对患者作出哮喘的正确诊断后，对每个患者的病情进行评估，最终作出哮喘的分型和分度。然后，按照我国的哮喘指南和全球哮喘防治创议（GINA）提出的要求，根据不同的病情严重程度和分级，制订具体的个体化长期管理和阶梯式治疗方案。治疗过程中，应仔细观察治疗后的反应，并定期修改治疗方案，同时合并症或并发症也应一并治疗。

## 17. 哮喘发作时必须用“消炎药”及联合用药

哮喘是一种慢性气道炎症性疾病，对其长期的预防和治疗，就必须采用各种抗炎药物。在哮喘的各种抗炎药物中，首选的是糖皮质激素类药物，它们能抑制和减轻气道的非特异性炎症，在危重度哮喘的治疗中，需采用静脉或口服给药，而缓解期的预防和治疗则采用吸入方法。

所谓联合治疗，就是在吸入糖皮质激素的基础上，加用其他不同的药物进行哮喘的治疗。其目的是利用不同药物间的协同作用，在不增加糖皮质激素的前提下提高疗效。最常用的联合治疗是吸入糖皮质激素联合长效 $\beta_2$ 受体激动剂，两者同时使用，其疗效有明显提高。联合治疗除提高疗效外，其安全性也优于单纯增加糖皮质激素剂量的治疗，现已逐渐成为完全控制哮喘的有效手段。哮喘治疗专家们预言，联合治疗是今后15 年内哮喘治疗的最主要手段。

## 18. 哮喘急性发作期西医用药治疗原则

哮喘急性发作期的西医用药治疗目的，是尽快缓解气道阻塞，纠正低氧血症，恢复肺功能，预防进一步恶化或再次发作，防止并发症。一般根据病情的分度不同进行综合治疗，必须注意个体化。西医用药原则如下：联合用药，以最小的剂量、最简单的联合、最少的不良反应达到最佳控制症状为原则。

(1)轻度哮喘发作：每日定时吸入糖皮质激素，如倍氯米松200～500微克；出现症状时，吸入短效$\beta_2$受体激动剂，可间断吸入；效果不佳时，可加用口服$\beta_2$受体激动剂控释片或小量茶碱控释片(200毫克)，或加用抗胆碱药(如异丙托溴铵气雾剂)吸入。

(2)中度哮喘发作：倍氯米松吸入，一般为每日500～1 000微克；按规律吸入$\beta_2$受体激动剂，或联合应用抗胆碱制剂吸入，或口服长效$\beta_2$受体激动剂。亦可加用白三烯受体拮抗剂口服，如不能缓解，可持续雾化吸入$\beta_2$受体激动剂(或联合使用抗胆碱药吸入)，或口服糖皮质激素(每日<60毫克)；必要时，可用氨茶碱静脉注射。

(3)重度至危重度哮喘：持续雾化吸入$\beta_2$受体激动剂，或合并抗胆碱药；或静脉滴注氨茶碱或沙丁胺醇，加用口服白三烯受体拮抗剂；或静脉滴注糖皮质激素，如琥珀酸氢化可的松或甲泼尼松或地塞米松。待病情得到控制和缓解后(一般3～5天)，改为口服给药。注意：应同时维持水、电解质平衡，纠正酸碱平衡失常，当血pH值<7.20且合并代谢性酸中毒时，应适当补碱；同时给予氧疗，如病情恶化缺氧不能纠正时，应进行无创或有创机械通气。如并发气胸时，机械通气需在胸腔引流

气体条件下进行。

## 19. 哮喘缓解期西医长期用药治疗原则

一般来讲，哮喘经过急性发作期，虽然症状得到控制，但慢性炎症的病理生理改变仍然存在，故必须制订哮喘的长期治疗方案。临床上，应根据哮喘的病情程度不同制订合适的西医长期用药治疗方案，必须注意个体化。其治疗原则为联合用药，并以最小的剂量、最简单的联合方式、最少的不良反应达到最佳控制症状的目的。经过3～6个月治疗，对病情进行一次评估，然后再根据病情调整治疗方案，进行升级或降级的治疗。

(1)间歇至轻度持续治疗：根据个体差异，吸入$\beta_2$受体激动剂或口服$\beta_2$受体激动剂，以控制症状；小剂量茶碱口服，也可能达到疗效；也可考虑每日定量吸入小剂量糖皮质激素，如每日吸入≤500微克；在运动前或与环境中的已知抗原接触前，吸入$\beta_2$受体激动剂、色甘酸钠或白三烯受体拮抗剂。

(2)中度持续治疗：每日定量吸入糖皮质激素(每日500～1 000微克)，按需吸入$\beta_2$受体激动剂；效果不佳时，加用吸入长效$\beta_2$受体激动剂，口服$\beta_2$受体激动剂缓释片，口服小剂量控释茶碱或白三烯受体拮抗剂等，也可加用吸入抗胆碱药。

(3)严重持续治疗：每日吸入糖皮质激素量大于1 000微克，按规律吸入$\beta_2$受体激动剂或口服$\beta_2$受体激动剂、茶碱控释片，或$\beta_2$受体激动剂联用抗胆碱药，或加用白三烯受体拮抗剂口服；如仍有症状，需规律口服泼尼松或泼尼松龙，注意其长期服用者应尽可能将剂量维持在每日≤10毫克。

## 20. 轻度哮喘发作的西医用药治疗措施

哮喘轻度发作，主要是指两肺有散在的哮鸣音，患者尚能平卧和坚持工作者，其治疗措施如下。

(1)适当休息，消除紧张、恐惧心理，尽量避免能引起气道反应性增高的一切内外因素，如刺激性气体、寒冷及过分重视药物等。

(2)药物治疗。首选有速效作用的 $\beta_2$ 受体激动剂气雾吸入或口服等解痉，如用沙丁胺醇(舒喘灵)，每次 2～4 毫克，每日 3 次，口服；或用氯丙那林(氯喘)每次 5 毫克，每日 3 次，口服；或用克伦特罗(氨哮素)每次 40 微克，每日 3 次，口服；如用沙丁胺醇气雾剂吸入起效较快，按压气雾剂阀门 2 下吸入，往往在吸入后 2～5 分钟内即可达到平喘效果。对上述药剂不耐受者，可选用氨茶碱或二羟丙茶碱(喘定)等。为了达到有效血药浓度，氨茶碱每次服 0.2 克，每日 3 次；二羟丙茶碱每次服 0.2 克，每日 3 次。

## 21. 轻度哮喘发作的西医用药处方

特布他林(喘康速)喷剂，每次喷吸 2 喷，每日 3 次；或布地奈德(普米克)喷剂，每次喷吸 2 喷，每日 3 次；或沙丁胺醇(舒喘灵)喷剂，每次喷吸 2 喷，每日 3 次；或氨茶碱片，每次 0.1 克，每日 3 次，口服。

## 22. 中度哮喘发作的西医用药治疗措施

中度哮喘发作，主要是指发作时两肺满布哮鸣音，患者不能平卧，或用一般平喘药物仅能取得部分缓解者，其治疗措施如下。

(1)患者应立即到医院进行治疗。

(2)联合应用平喘药物,如 $\beta_2$ 受体激动剂和茶碱类合用,也可以 3 类甚至 4 类平喘药合用。一般用 1∶1 000 肾上腺素 0.3 毫升皮下注射即可止喘,如需要,每隔 15 分钟可再注射 1 次,但经 2～3 次注射无效,可不再继续注射。本药与氨茶碱联合使用,可提高疗效。如用氨茶碱 0.25 克,加入到 50%葡萄糖溶液 40 毫升中,缓慢静脉注射,一定要求在 10～15 分钟内缓慢地注入;也可用氨茶碱 0.5 克,加入 5%葡萄糖溶液 500 毫升中,静脉滴注。如上述用药仍反应较差,可考虑换用或合用糖皮质激素,如口服泼尼松,每次 10 毫克,每日 3 次,也可每日晨间顿服 30 毫克。

(3)如果有脓性黏痰,应予以抗感染和祛痰治疗。常用的抗生素,可用复方新诺明、青霉素、链霉素等抗感染。祛痰可用溴已新(必嗽平),每次 16 毫克,每日 3 次,口服;或用鲜竹沥,每次 10～15 毫升,每日 3 次,口服;效果不明显时,可用 10%碘化钾 10 毫升,加入到 200 毫升牛奶中,餐后口服,每日 2～3 次,祛痰效果较好。

## 23. 中度哮喘发作的西医用药处方

氟替卡松/沙美特罗(舒利迭)喷剂,每次喷吸 2 喷,每日 2 次;或特布他林喷剂,每次喷吸 2 喷,每日 3 次;或沙丁胺醇喷剂,每次喷吸 2 喷,每日 3 次。加氨茶碱片,每次 0.1 克,每日 3 次,口服。

## 24. 重度哮喘发作或哮喘持续状态的西医用药治疗措施

重度哮喘发作或哮喘持续状态，主要是指哮喘严重发作或发作持续24小时以上，用常规治疗方案不能缓解者。此时，应立即送医院救治。具体救治措施如下。

(1)补液及解痉平喘：氨茶碱0.25克，加入25%～50%葡萄糖溶液20～40毫升中，静脉推注10分钟以上；30～60分钟后，可以每小时每千克体重1毫克氨茶碱，加入5%葡萄糖溶液500毫升中，静脉滴注，每日总量不超过1～1.5克，根据心脏情况，每日可补液2 000～3 000毫升，静滴速度可控制在每分钟40～60滴。

(2)糖皮质激素的应用：琥珀酸氢化可的松200～300毫克，加入补液中静脉滴注，一般在3日左右起效，第七日可使哮喘缓解；去除静脉滴注前1日，宜先晨起顿服泼尼松30毫克，以后根据病情逐渐撤除每晨顿服量，也可用糖皮质激素气雾剂辅助撤除口服量。

(3)抗感染治疗：哮喘严重发作患者，大多在病毒感染的基础上继发细菌感染。有明确细菌感染者，应及时选用抗生素；有时难以确定而怀疑有感染或年老体弱者，均以应用抗生素为妥。来不及做药敏试验时，一般可先以青霉素族肌内注射或静脉滴注(须皮试阴性)。为加强抗菌效应，可以青霉素10万单位、链霉素0.2克或庆大霉素等加入超声雾化器喷雾吸入，或放入玻璃喷雾器用橡皮管接连于氧气瓶上并加入异丙肾上腺素(1∶200)5～10滴，直接由氧气喷雾吸入，如用药配伍适当，同时可起到加强平喘、祛痰、呼吸道局部消炎等作用。

(4)祛痰:痰液黏稠不易咳出,是哮喘恶化的原因之一。一般痰液不易咳出时,可采用大量蒸气或加温的超声雾化吸入,雾化液内可加10%～20%乙酰半胱氨酸(痰易净)水溶液。根据情况,还可选用溴己新(必嗽平)、鲜竹沥、氯化铵、10%碘化钾等。

(5)吸氧:氧饱和度低于70%、氧分压($PaO_2$)低于6.67千帕,可出现发绀。有发绀者,可间歇吸氧,直至发绀消失为止。根据临床缺氧情况,可采用每分钟1.5～2.6升鼻导管给氧,维持氧分压在8千帕以上,氧气以温暖湿化,避免引起气道干燥、痉挛反应。

(6)纠正酸中毒:当各种药物治疗无效时,应反复测定动脉血氧分压、二氧化碳分压及pH值等。如患者合并有代谢性酸中毒,会影响支气管解痉剂的作用。pH值<7.2,为严重酸中毒;一般二氧化碳结合力低于正常值或碱剩余(BE)小于每升-3毫摩时,即为补碱指征。补碱可用碳酸氢钠静脉滴注,但用量要恰当,以免引起矫枉过正的医源性碱中毒。在紧急应用或无实验室检查的情况下,可先用5%碳酸氢钠100毫升静脉滴注,需要时,隔4小时可再行同剂量静脉滴注。

(7)注意气胸的发生:患者呼吸困难加重而哮鸣音反而减轻或消失,提示可能痰栓阻塞大气道或并发气胸。详细体检和床边胸部摄片,有助于诊断。一旦确诊气胸,应及时做闭式引流-水封瓶排气,如为痰栓阻塞大气道,应立即在床边为患者插入纤维支气管镜并做支气管灌洗,把痰栓吸出。

## 25. 重度哮喘发作的西医用药处方

立即用氨茶碱 0.25 克，加入到生理盐水 20～50 毫升中，静脉注射，必要时可重复使用；立即加氟替卡松/沙美特罗（舒利迭）喷剂，每次 2 喷，吸入。

氨茶碱 0.5 克，加入到生理盐水 500 毫升中，缓慢静脉滴注，每日 2 次；加倍氯米松喷剂，每次 3 喷，吸入，每日 4 次。

地塞米松 10 毫克，加入到生理盐水 500 毫升中，静脉滴注，每日 1 次；加沙丁胺醇（舒喘灵）喷剂，每次 1 喷，吸入，每日 3 次；或扎鲁司特（安可来），每次 20 毫克，每日 2 次，口服。

## 26. 慢性哮喘西医用药治疗原则

慢性哮喘，又称“混合型哮喘”，是“外源性”和“内源性”哮喘互相影响而混合存在的一种哮喘类型。无论接触过敏原还是呼吸道感染，均可诱发哮喘，故一年四季均可发作，无明显的缓解期。其形成的原因，是哮喘长期反复发作，气道的过敏性提高，致使多种因素均可诱发哮喘，其治疗原则如下。

（1）避免不良环境的影响，及时治疗呼吸道慢性炎症，如鼻炎、过敏性鼻炎、鼻窦炎等。

（2）轻度病例，可口服常规剂量氨茶碱，或用 $\beta_2$ 受体激动剂气雾剂吸入治疗。多数患者只用一种药就能缓解症状，少数患者要两类药合用才能起效。

（3）中度病例，如用一般剂量的氨茶碱和 $\beta_2$ 受体激动剂效果不明显时，可加大剂量应用，以控制症状。必要时，可加用色甘酸钠粉雾吸入或口服酮替酚等。待出现效果时，逐渐减少平喘药的剂量。

(4)重度病例，在使用氨茶碱和 $\beta_2$ 受体激动剂的基础上，还必须每日加用糖皮质激素。应用糖皮质激素的原则：①哮喘症状加重时，平喘药效果不显著，特别是过去曾用过糖皮质激素治疗者，应尽早加用糖皮质激素治疗。②糖皮质激素开始用较大剂量，待症状好转后，逐渐减至维持量。③对糖皮质激素不能完全撤离者，可试用倍氯米松气雾剂吸入，也可使用色甘酸钠或酮替酚，以停用或减少糖皮质激素的用量。

## 27. 轻度慢性哮喘长期西医用药处方及注意事项

布地奈德（普米克）气雾剂，每次 1～2 喷吸入，每日 2 次。必要时用特布他林（喘康速）气雾剂，每次 1～2 喷吸入；或沙丁胺醇（喘乐宁）气雾剂，每次 1～2 喷吸入。每日定时吸入糖皮质激素，如≤500 微克倍氯米松或相当剂量的其他吸入激素。

注意事项：①出现症状时，加用特布他林气雾剂吸入；效果不佳时，可加用缓释茶碱、色甘酸钠或白三烯调节剂。②布地奈德气雾剂吸入后，应及时用清水含漱口咽部，以防发生口咽部不良反应。③沙丁胺醇每次吸入 100～200 微克，或特布他林每次 250～500 微克，必要时每 20 分钟可重复 1 次，如 1 小时后疗效不满意者，应向医生咨询或去看急诊。$\beta_2$ 受体激动剂类药物，应按需间歇使用，不宜长期、单一使用，也不宜过量使用，以防严重不良反应及耐药性的发生。孕妇，以及心功能不全、高血压、糖尿病、甲亢等患者应慎用此类药物。

## 28. 中度慢性哮喘长期西医用药处方及注意事项

氟替卡松/沙美特罗（舒利迭），每次 1 喷吸入，每日 2 次；必要时可用特布他林气雾剂，每次 1～2 喷吸入，或用沙丁胺醇气雾剂，每次 1～2 喷吸入。每日定时吸入糖皮质激素，如倍氯米松 200～1 000 微克，或相当剂量的其他吸入激素。

注意事项：①出现症状时，可加用特布他林或沙丁胺醇气雾剂吸入；效果不佳时，可加用白三烯调节剂，如安可来或顺尔宁。②如上述处理还不能缓解症状，可持续雾化吸入 $β_2$ 受体激动剂如万托林，或联合用抗胆碱药物如爱全乐吸入，或口服糖皮质激素（<60 毫克/日），必要时用氨茶碱静脉注射。③沙美特罗有暂时性惊悸、头痛、心律失常等不良反应，常随常规用药治疗而减轻。氟替卡松有可能引起鹅口疮、声音嘶哑等不良反应；儿童使用时，应防止引起发育迟缓。

## 29. 重度慢性哮喘长期西医用药处方及注意事项

舒利迭，每次 1 喷吸入，每日 2 次；加特布他林气雾剂，每次 1～2 喷吸入，必要时用。或沙丁胺醇气雾剂，每次 1～2 喷吸入，必要时用；加扎鲁司特（安可来），每次 20 毫克，每日 2 次，口服。或孟鲁司特（顺尔宁），每次 10 毫克，每日 1 次，口服；加特布他林（博利康尼），每次 2.5 毫克，每日 2 次，口服。每日吸入糖皮质激素倍氯米松>1 000 微克，或用相当剂量的其他激素。

注意事项：①需要时，可再增加 1 种或 1 种以上的药物，如缓释茶碱、白三烯调节剂、口服长效 $β_2$ 受体激动剂、口服糖皮质激素等。②舒利迭使用的注意事项见前述。③扎鲁司特、孟鲁司特服用的注意事项：对本品及其成分过敏者，忌用；本品不适用解除哮喘急性发作时的支气管痉挛；不宜用本品突然替代吸入或口服的糖皮质激素；哺乳期妇女不宜服用。④特布他林、沙丁胺醇使用注意事项，见前述介绍。

## 30. 儿童轻中度哮喘发作时的 $\beta_2$ 受体激动剂的应用

儿童轻中度哮喘发作时，首选 $\beta_2$ 受体激动剂，如沙丁胺醇（舒喘宁）、克仑特罗（氨哮素）、氯丙那林（氯喘）、异丙肾上腺素等。它们可选择性地舒张支气管平滑肌，而大大减少对心血管的不良反应。常用的有沙丁胺醇、克仑特罗等，给药途径有口服、喷吸等，其中喷吸起效快。目前，英国、澳大利亚、日本等国一致推荐沙丁胺醇作为防治儿童哮喘的首选药物。婴幼儿口服沙丁胺醇，每次每千克体重为 0.1 毫克，学龄儿童为每次 2 毫克，均是每日 3 次。沙丁胺醇气雾剂经吸入，其支气管扩张作用较异丙肾上腺素大 10 倍以上，作用持续时间长 3 倍，但对心脏的兴奋作用只是后者的1/7～1/10。沙丁胺醇气雾剂，每揿 0.1 毫克，一般小儿每次 1 揿，较大儿童每次 1～2 揿，每日 3 次。克仑特罗又称克喘素，支气管扩张作用比沙丁胺醇大 100 倍，且还有增加纤毛活动及溶解黏液的作用。儿童口服，每次 1/3～1/2 片（每片含 40 微克），每日 3 次；或气雾吸入，每次 10～20 微克，作用维持 2～4 小时。以上两药起效比较快，口服为 10～15 分钟，气雾吸入为 5～10 分钟。

## 31. 儿童轻中度哮喘发作时的倍氯米松的应用

儿童轻中度哮喘发作时，当合理吸入 $\beta_2$ 受体激动剂不能控制症状时，就可用糖皮质激素倍氯米松气雾剂。倍氯米松为 1972 年人工合成的新激素，它具有疗效高、不良反应少的优点。合理和正确的使用方法是倍氯米松取得良好疗效的先决条件，使用应规律、定时，使用方法须个别教练，其操作步骤如下：嘱患儿用力呼气，继之深而慢的吸气，同时喷入倍氯米松气雾剂，吸入后须屏气10秒钟；每次吸入后，要饮水漱口，以防咽部真菌感染；喷时，颈向后仰，以减轻咽部受药冲击机会。小儿用量为每日400微克(每揿为50微克)，分3～4次用。据最近国外介绍，为促使倍氯米松深入气道，在吸倍氯米松之前，不论当时有无喘息，可先吸入舒喘气雾剂1～2揿。青春发育前期的哮喘患儿，不论何种类型哮喘，倍氯米松可作为首选药物，如能长期抑制其发作(1～2年)，则进入青春发育期后也许能终止其哮喘发作。

## 32. 儿童轻中度哮喘发作时的异丙托溴铵的应用

异丙托溴铵为阿托品的衍化物，有显著舒张支气管平滑肌的作用，虽起效稍慢，但比 $\beta_2$ 受体激动剂作用持久，对非特异性和非急性哮喘最有效。异丙托溴铵与 $\beta_2$ 受体激动剂合用，可增强疗效，因前者主要扩张大气道，而后者以扩张小气道为主。对 $\beta_2$ 受体激动剂不耐受者，可适当减少其用药剂量，再与异丙托溴铵合用，既可起平喘的作用，又可以克服 $\beta_2$ 受体激动剂不良反应；也可以异丙托溴铵代替，采用吸入疗法，无不良反应。每次气雾吸入20～80微克，每日3～6次，一般5分钟内起效，吸入后30分钟到2小时效应最高，可维持4～6小时。

## 33. 儿童轻中度哮喘发作时的氨茶碱的应用

氨茶碱对儿童各型哮喘均有效。治疗中度哮喘发作，首次剂量为每千克体重4～5毫克，20～30分钟缓慢静脉推注，接着以每千克体重0.9～1.0毫克静脉滴注维持，一般持续静脉滴注3小时后，能使症状缓解而无不良反应。二羟丙茶碱，舒张平滑肌作用较强，对心肌兴奋作用较弱，可代替氨茶碱。麻黄碱很少单独使用，但与氨茶碱合用，对防治小儿过敏性咳嗽或轻度哮喘有良好的效果，又无不良反应。

## 34. 儿童重度哮喘或哮喘持续状态西医用药治疗措施

儿童重度哮喘或哮喘持续状态的治疗措施，可参照“1988年11月7日中国小儿哮喘协作组在温州通过的建议”，用药措施如下。

(1)吸氧：氧气以面罩雾化吸入为宜，吸入浓度以40%(相当于每分钟吸4～5升)为宜，使氧分压($PaO_2$)保持在9.3～12.0千帕(kPa)。

(2)解痉平喘药的应用：先用沙丁胺醇(舒喘宁)或克仑特罗(氨哮素)溶液雾化吸入。将沙丁胺醇药液放入塑料小雾化器中，以氧或空气压缩泵作动力，面罩吸入，常用药品浓度为0.5%，其用药量见表2-2。开始，可每隔1～2小时吸入1次，此时须监测心率和呼吸情况，待病情好转后，可每隔6小时吸入1次。也可用克仑特罗超声雾化吸入，其浓度为0.004%(相当于每毫升40微克)，每次吸入10～15毫升，视病情每日吸入2～3次。

表2-2 不同年龄儿童哮喘沙丁胺醇雾化吸入用药剂量

| 儿童年龄(岁) | 0.5%沙丁胺醇(毫升) |
|---|---|
| 1～4 | 0.25 |
| 5～8 | 0.50 |
| 9～12 | 0.75 |
| >12 | 1.0 |

氨茶碱，每次每千克体重4～5毫克，20～30分钟内静脉滴注；继用维持量，每小时每千克体重0.9～1毫克，静脉滴注，

以3小时为度。如不用维持量，则可于6小时后，按开始剂量重复静脉滴注1次。

雾化吸入沙丁胺醇及静脉滴注氨茶碱后病情尚未好转时，可用沙丁胺醇静脉注射，学龄儿童剂量为每次每千克体重5微克；如病情十分严重，也可将沙丁胺醇2毫克加入到10%葡萄糖溶液250毫克内，静脉滴注，滴注速度保持在每分钟1毫升，一般20～30分钟起效。如病情好转，应减慢滴注速度，一般有效维持时间为4～6小时，用药后6～8小时可重复用药。

(3)糖皮质激素类药物可早期、较大剂量应用：氢化可的松、甲泼尼龙、地塞米松，可任选一种使用。一般用琥珀酸氢化可的松，每次每千克体重5～10毫克，每6小时静脉滴注1次。

(4)异丙肾上腺素的应用：在以上治疗无效时，可用异丙肾上腺素静脉滴注。最初以每分钟每千克体重0.1微克缓慢滴注；在心电图及血气监护下，可每10～15分钟增加剂量，按每分钟每千克体重0.1微克的速度增加，直至氧分压($PaO_2$)及肺通气功能改善，或心率每分钟达到180～200次时停用。症状好转后，可维持用药24小时左右。

(5)维持体液及酸碱平衡：①哮喘持续状态，常伴有轻度脱水，需补液；开始可给1/3张含钠液(是指张力为生理情况1/3的含钠液)，最初2小时内以每小时每千克体重5～10毫升给予，以后用1/4～1/5张含钠溶液维持，见尿后补钾。根据年龄和脱水程度，一般补液量为每日每千克体重50～120毫升。②哮喘持续状态时的呼吸性酸中毒应以改善通气来纠正。代谢性酸中毒常可用吸氧及补液来纠正。明显的代谢性酸中毒，可使用碳酸氢钠，其公式为：碱性液(毫当量)＝0.15×体重(千克)×碱缺乏(－BE)，稀释至等张液(碳酸氢钠为1.4%)静脉滴注,未能纠正时,重复用量1次。

(6)镇静剂的应用:患儿烦躁不安时,可用少量镇静剂,如10%水合氯醛,每次每千克体重4～10毫克,或用地西泮每次每千克体重0.3～0.5毫克,每日3次,口服。

(7)祛痰剂:可用溴己新(必嗽平)、竹沥水等。

## 35. 阿司匹林哮喘发作时的西医用药治疗原则

阿司匹林哮喘发作时,往往症状剧烈,临床上可按哮喘严重发作治疗方案用药,其用药治疗原则如下。

(1)阿司匹林哮喘发作时,在停服阿司匹林后,症状并不会很快缓解或消失,必须按过敏性哮喘应用平喘药物。

(2)对阿司匹林哮喘患者,平时应避免应用含阿司匹林的制剂(如索米痛片、安乃近、对乙酰氨基酚等)和非激素性消炎药(如吲哚美辛等)。如患者还对其他特异性过敏原皮试或激发试验呈阳性反应时,也应采取相应的减敏治疗。

(3)阿司匹林哮喘发作时,哮喘症状往往很严重,应引起高度重视。在处理上,除应用平喘药物(如$\beta_2$受体激动剂和氨茶碱)及给患者氧气吸入外,还应尽早应用糖皮质激素。

(4)糖皮质激素治疗,常以地塞米松和倍氯米松气雾剂配合应用,随着症状缓解,逐渐减少地塞米松的用量,直至停药;而倍氯米松气雾剂的使用,往往要持续数个月。

## 36. 职业性哮喘发作时的西医用药治疗原则

根据职业性哮喘发作时的严重程度不同,与过敏性哮喘一样,也可按轻、中、重度发作治疗方案用药,其治疗原则如下。

(1)一旦明确患者的哮喘发作与职业性致喘物质有关,该患者应尽早调换工作，离开此工作环境。有50%以上的患者，在脱离职业性致喘物后可以痊愈；虽部分患者仍有哮喘发作，但发作的次数会减少，发作的程度可减轻。一般来讲，接触职业性致喘物的时间越长、次数越多，完全恢复的可能性就愈小。

（2）职业性哮喘患者，因某种原因不能改变其工作环境时，必须戴上防护面罩。当然，也可采用药物防护，如色甘酸钠、倍氯米松和 $\beta_2$ 受体激动剂等。

（3）对职业性哮喘急性发作时的处理，与过敏性哮喘发作时的处理相同，轻度发作时，可用 $\beta_2$ 受体激动剂和氨茶碱类药物治疗。对重度发作和哮喘持续状态的治疗，再加用糖皮质激素口服或静脉滴注；顽固发作和持久不愈或对激素已有依赖性者，可改用倍氯米松气雾剂吸入，以局部治疗逐渐代替激素的全身性治疗。

## 37. 运动性哮喘的西医用药治疗原则

运动性哮喘的治疗主要包括两类，一为非药物性治疗，首先应避免在干燥、寒冷的环境中运动和用口呼吸，可以采用戴口罩和运动前的必要的热身来达到防治哮喘发作的目的。二为药物治疗，其防治原则如下。

（1）$\beta_2$ 受体激动剂，是治疗此类哮喘的最有效药物，90%的患者可通过此类药物达到防治哮喘发作的作用。长效 $\beta_2$ 受体激动剂，如沙美特罗、福莫特罗作用长达10小时，适用于长时间运动时或学生上学前的用药。

（2）色甘酸钠适用于老年患者，它为肥大细胞膜的稳定剂，且无加快心率的作用，如与 $\beta_2$ 受体激动剂联合使用则效果更好。

（3）白三烯受体拮抗剂，如顺尔宁和安可来，适用于各种患者的运动性哮喘的防治。

(4)还有一部分患者,需要长期吸入糖皮质激素来降低气道高反应性和减少气道内炎症反应。

## 38. 咳嗽变异性哮喘西医用药治疗原则

咳嗽变异性哮喘,又称为“过敏性咳嗽”,其本质是气道炎症和气道高反应性,故治疗原则与一般哮喘相似,即采用长期控制用药为主,其治疗用药原则如下。

(1)可长期吸入糖皮质激素和白三烯受体拮抗剂,所用药物见前面介绍。

(2)可用支气管扩张剂,如 $\beta_2$ 受体激动剂、茶碱类制剂及胆碱能受体拮抗剂等,常用药物见前面介绍。

(3)长效支气管扩张剂,如福莫特罗、沙美特罗等,对夜间咳嗽有明显的作用,但注意不应单独使用此类扩张剂对症治疗。

## 39. 月经性哮喘西医用药治疗原则

目前,绝大多数学者认为,在月经性哮喘发作前和发作期,应采用与普通支气管哮喘相同的阶梯治疗方案,其治疗用药原则如下。

(1)缓解期以吸入糖皮质激素为主,发作期给予支气管舒张剂。常用药见前面介绍。

(2)应针对发病的促发因素采用病因治疗,包括:①黄体酮代替治疗。在月经前期使用该方法,可改善月经性哮喘患者的肺功能,可有效地控制其病情的变化,也可减少糖皮质激素的用量。②使用达那唑。该药主要用于子宫内膜异位症的治疗,国外学者在部分有或无子宫内膜异位症的月经性哮喘患者中应用该药，取得了较好疗效。③阿司匹林的应用。它可抑制内源性前列腺素的合成，但必须注意有阿司匹林哮喘者慎用。此外，可应用胸腺素(胸腺肽)

## 40. 哮喘糖皮质激素用药的适应证与禁忌证

糖皮质激素对各种类型的哮喘，均有明显的预防和治疗作用。但长期应用和应用不当，不良反应较多，故在应用中要注意其适应证和禁忌证。

(1)适应证：①哮喘急性严重发作或呈持续发作状态者。②经常反复发作不能用其他平喘药物控制而影响生活者。③哮喘反复发作而需手术，或估计有肾上腺皮质功能低下者。④外源性哮喘每年有严重短期季节性发作或较长期的季节性发作而脱敏或平喘药无效者，可季节性突击应用。

(2)禁忌证：①合并有严重精神病的哮喘患者。②合并有肺结核或重度感染的哮喘患者。③合并有糖尿病、溃疡病或骨质疏松的哮喘患者。④合并有严重高血压的哮喘患者。⑤营养不良或伤口经久未愈的哮喘患者。⑥处于妊娠早期及产褥期的哮喘患者。

## 41. 哮喘糖皮质激素用药的依赖和耐药的处理措施

对有些内源性哮喘病情较重者，常需要长期应用糖皮质激素才能控制哮喘症状，如果中途停止使用，会使症状复发或恶化，这种现象称为“激素依赖”。有些患者，每日需很大剂量的激素才能控制其哮喘症状，称为“激素耐药”(每日应用相当于泼尼松剂量大于 15 毫克已 2 个月以上者，方可称为“激素耐药"现象)。为了减少和避免激素依赖和耐药的发生,其处理措施及注意事项如下。

(1)严格掌握激素的应用指征,防止滥用和患者自己购买使用。

(2)需长期应用糖皮质激素者,宜试用间歇疗法,即 2 日量隔日早晨顿服。

(3)糖皮质激素不能与苯巴比妥、苯妥英钠或麻黄碱同时使用。

(4)如果已发生激素耐药和激素依赖,可试换用不同激素制品及给药方式,并可辅以中药健脾、补肾治疗,以改变机体对激素的代谢及反应方式。

(5)对已有激素依赖或耐药的患者,如发生哮喘持续状态,可用较大剂量的氢化可的松治疗,一般每次每千克体重 4～6 毫克,每 4 小时静脉滴注 1 次。

## 42. 治疗哮喘三类糖皮质激素比较

根据抗炎作用和水钠潴留能力的大小,可把用于治疗哮喘的糖皮质激素分为以下 3 类:第一类是以可的松、氢化可的松为代表的药物,它们的作用时间短,水钠潴留作用较强。可口服,也可静脉滴注,以在哮喘持续状态时短期较大剂量应用为主。如长时间应用,不良反应较大。第二类是以泼尼松(强的松)、泼尼松龙为代表的中效制剂,它们按重量计算的抗炎作用,比可的松强 5 倍,但水钠潴留作用比第一类制剂弱。它们的血浆半衰期(血药浓度降低一半所需时间)比第一类短效激素略长,以口服应用为主。第三类是以地塞米松(氟米松)、倍他米松为代表的长效激素。以相同剂量而论,它们的抗炎作用比可的松类强 20～25 倍，而水钠潴留作用几乎没有。它们的半衰期较长，对下丘脑-垂体-肾上腺轴(HPA)的抑制作用较强。可口服或静脉注射，特别是雾化吸入，其呼吸道局部抗炎、抗过敏作用较好，而无全身不良反应之虑。3 类常用激素的作用比较，见表 2-3。

表 2-3　三类常用糖皮质激素的作用比较

| 药物名称 | 血浆半衰期(分) | 对 HPA 的抑制作用 | 水钠潴留作用 | 抗炎作用 | 等效剂量(毫克) |
|---|---|---|---|---|---|
| 氢化可的松 | 110 | 短 | 1.0 | 1.0 | 20 |
| 可的松 | 30 | 短 | 0.8 | 1.0 | 25 |
| 泼尼松 | 60 | 中 | 0.6 | 4.0 | 5 |
| 泼尼松龙 | 200 | 中 | 0.6 | 4.0 | 5 |
| 地塞米松 | 200 | 长 | ≈0 | 25.0 | 0.75 |
| 倍他米松 | 300 | 长 | ≈0 | 25.0 | 0.75 |

## 43. 哮喘严重发作时糖皮质激素治疗的原则性措施

对于急性严重哮喘发作或哮喘持续状态，一般主张采用短程大剂量静脉用糖皮质激素治疗，要求所给剂量要足，切忌小剂量逐渐增加，其原则性用药措施如下。

(1)血浆氢化可的松浓度应大于 100～150 微克/100 毫升，方能达到较好疗效。因此，应使用不低于每千克体重 40 毫克的氢化可的松首次剂量，且在 3～4 小时内使用比较合适。

(2)对某些发病前已经常应用激素或有并发症的患者，上述剂量还应适当加大。

(3)由于糖皮质激素起效作用较慢，故需同时应用平喘药物。

(4)糖皮质激素首次给药剂量后,酌情每6小时每千克体重静脉滴注3～4毫克,连用至症状缓解。一般共用2～3天后,可改为激素口服。

## 44. 慢性哮喘糖皮质激素治疗的原则性措施

对于慢性反复发作的哮喘患者,在应用其他平喘药物效果不满意时,可在应用平喘药物的基础上使用糖皮质激素。糖皮质激素原则性的用药措施如下。

(1)口服给药:以每日或隔日晨间顿服为好,首选20～30毫克泼尼松,以后逐渐每3日左右减去5毫克,直到症状完全缓解。一般每日维持量不超过10毫克,不会产生明显的不良反应,根据病情可适当增减。

(2)吸入给药:糖皮质激素气雾剂,如倍氯米松气雾剂,是目前防治慢性哮喘的有效药物,具有较强的局部抗炎作用,除可能引起白色念珠菌感染外,几乎无不良反应。一般剂量为每次2揿(每揿100微克),每日4次,其双倍剂量对肾上腺皮质无抑制作用,吸前20～30分钟最好先用支气管扩张药以取得最大的吸收效果,一般在用药后10日左右起效。对于长期口服糖皮质激素者,可试以气雾剂逐渐替代口服用药。每次喷药后,应漱口,以除去药物在咽部存留,从而防止真菌感染。

## 45. 哮喘糖皮质激素治疗减量与维持阶段的用药方法

鉴于糖皮质激素的全身不良反应,在应用大剂量激素治疗有效后,需要及时减量和停药。减量的速度因个体不同而异,原则上以哮喘不复发为度,分以下两个阶段进行。

(1)减量阶段：对于非慢性发作的哮喘患者，可在症状控制后1周内逐渐减量停药，无需较长过渡阶段；对于慢性哮喘患者发作倾向不严重者，估计无激素依赖性而可能停用激素者，可每3～5日减量1次，每次减少原用量的20%左右；对于需长期服用激素维持治疗的患者，则应十分慎重，可每隔5～7日减量1次，每次减少原用量的10%，逐渐减至维持量。为了减少不良反应的发生，维持量尽量以每日不超过泼尼松10毫克为宜。减量过程中，如病情复发，往往需要再加大剂量应用。

(2)维持阶段：此阶段用药，最好采用吸入疗法，如必须采用口服，也应选择适当的口服方法：①每日分次口服。②每日早晨8时顿服。③2日量隔日早晨8时顿服。④每周维持量在前3日或4日内服完，停药4日或3日再开始下周疗程。在4种方法中，①法不良反应最明显，对HPA的抑制影响最大，不宜采用。HPA在午夜(凌晨1～2时)最易受外来激素的抑制，而在早晨最不敏感，所以采用②法和③法较好，尤以③法为最优。如欲从①法改为③法，最好先经②法的过渡阶段。

## 46. 吸入疗法是一种治疗哮喘较为理想的方法

吸入疗法，是治疗哮喘较为理想的一种治疗方法，其优点如下。

(1)作用直接：吸入疗法，所给药物直接作用于气道，而不必使药物受口服时生物利用度和肝脏首关效应的影响。

(2)作用迅速：由于药物直接作用于气道，$\beta_2$受体激动剂吸入后3～5分钟即可发挥平喘作用。

(3)所需药物剂量小：吸入治疗时，呼吸道局部的药物浓度高，药物的使用剂量就小。例如，$\beta_2$受体激动剂沙丁胺醇，口服时每次剂量为 2.4 毫克，而其气雾剂吸入时的推荐剂量仅为 0.1 毫克。

(4)全身不良反应小：由于吸入疗法所需药物剂量小，其中仅有一小部分被吸收进入血液循环，故药物引起的全身性不良反应明显地要少于全身给药的不良反应。

目前，吸入装置的种类繁多，患者应根据自己的年龄、病情、使用的药物种类和经济条件选择。

## 47. 哮喘压力定向气雾剂的正确操作步骤

压力定量气雾剂，是一种最常用的吸入装置，它每次揿压，可准确释放出所需要的预定剂量，它比较容易使用并便于携带，价格也比较便宜，其正确使用操作步骤如下。

(1)移开喷口的盖帽，拿着气雾剂，并用力摇匀。

(2)轻轻地呼气，直到不再有空气可以从肺内呼出，然后立即将喷口放在口内，并合上嘴唇含着喷口。

(3)在开始通过口部深深地、缓慢地吸气的同时，按压储药罐以使药物释出，并继续深吸气。

(4)屏气 10 秒钟，或在没有不适感觉的前提下尽量屏气久一些，然后才缓慢呼气。

(5)如需要重复吸药，应等待至少 1 分钟后，再重新开始上述的操作步骤。

(6)用毕，将帽盖套回喷口上。

## 48. 治疗哮喘用气雾剂配合储雾罐的好处

前面讲的压力型定量吸入器装置，虽然具有携带方便等优点，但其最大缺点是对患者的呼吸配合要求较高，一般 6 岁以下儿童和老年患者，往往因为不能掌握正确的吸药方法而达不到理想的临床效果。如果在使用气雾剂吸药时，配合储雾罐装置，也就是不直接将药物喷入口中，而是通过梨形的储雾罐后才被吸入，则容易达到较好的效果；用储雾罐吸药，还可大大减少药物在口咽部滞留的量。所以，对于吸入高剂量糖皮质激素的患者，都应该配合储雾罐吸药，以尽量减少使用药物可能造成的不良反应；特别对于危重哮喘患者，通过储雾罐吸药，还可使整个吸药过程更加自然，能够达到与雾化吸入治疗相似的较好的治疗效果。

## 49. 哮喘干粉吸入器的优缺点及种类

干粉吸入器的优点是，药物的输出是以患者的吸气为动力，故无须患者的吸气协同性动作，易于操作，且不含氟利昂，对患者及环境均无不良影响。干粉吸入器的缺点是需要用力吸气，对患者的吸气流速有不同程度的依赖性，哮喘严重发作时使用可能有困难，故不适用哮喘严重发作者；同样，年幼儿童和老年人也可能无法使用。干粉吸入剂装置有以下几种。

(1)$\beta_2$ 受体激动剂：有奥克斯都保、博利康尼都保、喘宁碟、沙普尔等。

(2)糖皮质激素：普米克都保、倍氯米松干粉剂（必酮碟、贝可乐等）、辅舒酮准纳器等。

(3)抗胆碱药：思力华干粉剂等。

(4)复方吸入制剂：舒利迭（含氟替卡松和沙美特罗）、信必可都保（含布地奈德和福莫特罗）。

## 50. 都保——最新型干粉吸入装置

都保，是一种近年推出的用于干粉吸入的最新型装置。都保具有携带方便、对患者的呼吸协调性要求低和易于操作等优点，其中的药粉是依靠患者自身的呼吸摄入，因而不含抛射剂，无环境污染，药物的纯度更高，对患者的不良刺激较小，心理感应程度更佳。由于设计中运用了独特的双螺旋结构，故要求使用者吸药时采用快速的深吸气，如此使用，可使更多的药物进入肺部，以达到最佳的临床疗效。目前市场上可售产品有吸入糖皮质激素普米克都保和长效 $\beta_2$ 受体激动剂奥克斯都保及新近上市的两药合一的联合制剂信必可都保。

## 51. 干粉吸入装置准纳器的优点

准纳器，是一种专门设计的特殊干粉吸入装置，它是一种多剂量型干粉吸入剂。它有一个灵巧的计数窗，能准确地显示装置内还剩几个剂量，当剩下最后 5 个剂量时，计数窗便以红色数字显示，提醒患者应及时去配置一个新的准纳器。准纳器具有低吸气阻力特点，吸气力量小的老年人、儿童都可使用；装置内每一个剂量，都单独用铝箔塑封包装，防潮性能好，输出剂量准确。目前，市场上有舒利迭准纳器，内含氟替卡松和沙美特罗的复合制剂。

## 52. 雾化吸入的种类及其优点

雾化吸入，是以压缩空气或高压氧气为驱动力，通过高速运动的气流，将药物溶液或悬液，变成可吸入的气雾微粒，患者用普通的呼吸动作便能完成药物吸入的方法。它就是将待用的药物，转变成气雾状态吸入呼吸道。这种吸入方法，对患者的吸气流量无依赖性，不需要患者的配合；药物的颗粒在下气道分布较良好，疗效确切、可靠，起效作用快。一般在吸入 $\beta_2$ 受体激动剂后 1～5 分钟，即可起效；吸入糖皮质激素后数小时可起效。适用于不同程度哮喘急性发作者的治疗，也适用于不能正确使用其他吸入装置的儿童和老年人等。雾化吸入有超声雾化吸入和喷射雾化吸入两种，临床上更多使用的是后者，其特点为：装置使用较方便，可使用氧气或压缩泵提供动力气流，药液量少，产生的药雾颗粒均匀，适用于各年龄组的哮喘患者，并可使用各种呼吸道治疗药物。

## 53. 不同年龄哮喘患者宜选择不同的吸入装置

5 岁以下的儿童，应该借助储雾罐使用压力定量气雾剂或喷射雾化器吸入，小于 2 岁者必须同时使用面罩；随着孩子生长和肺容量的增大，储雾罐的规格必须加大，并且与吸入器相匹配。

5 岁以上的儿童及成人，可使用干粉吸入器或喷射雾化吸入，也可直接使用压力定量气雾剂；有困难者，应该借助储雾罐，或选用呼吸启动式的气雾剂。

哮喘严重发作者和 5 岁以下儿童，因干粉吸入器需要一定的吸气流速，故使用起来可能有一定的困难。此时，可选择喷射雾化器或压力定量气雾剂加储雾罐。

## 54. 哮喘特异性免疫疗法的适应证

特异性免疫疗法，又称为“脱敏疗法”，是指将诱发哮喘发作的特异性变应原配制成各种不同浓度的提取液，给对此变应原过敏的患者进行反复皮下注射，或通过其他途径使患者反复接触，剂量由小到大，浓度由稀到浓，使患者对此变应原的耐受性逐渐提高。经过一段时间的治疗后，当患者再次接触此变应原时，不再诱使哮喘发作或发作程度减轻。特异性免疫疗法是当前哮喘防治中应用较广的治疗方法之一，既是一种病因治疗，又兼具预防意义，其适应证如下。

(1)特异性吸入性抗原皮肤试验阳性者。

(2)皮试阴性，但病史明确，而且激发试验、血清特异性免疫球蛋白 E(IgE)检测、特异性嗜碱性粒细胞脱粒试验、组胺释放试验的结果阳性者。

(3)对食物、药物过敏的患者，一般均建议采用避免服用相应的食物或药物的方法而不主张采用特异性免疫治疗，但对无法避免或替代者，则可以试用特异性免疫治疗。

## 55. 特异性免疫治疗的方法及疗程和注意事项

特异性免疫治疗的基本方法是利用纯化的过敏原逐渐诱导患者产生耐受，目前更多的是以1∶100 000～1∶10 000 的抗原浓度为起始剂量浓度进行皮下注射，从 0.1 毫升开始，每周注射 1～2 次，每次递增 0.1～0.2 毫升，每一浓度注射 5～10 次，每下一个浓度增加 5～10 倍，一般经过 3～4 年后改为每 3～4 周加强注射 1 次。

特异性免疫治疗的疗程，一般须维持 3 年以上，少数则须持续 6～8 年。临床上，常参照以下 3 个指标来确定特异性免疫治疗的时间：①过敏原皮试由阳性转为阴性。②血清特异性免疫球蛋白 E(IgE)显著下降，甚至不能测出。③治疗 3～5 年后，临床症状控制。

特异性免疫治疗是一种安全有效的治疗方法。为使特异性免疫治疗更加安全，以下几点需要引起特别注意：①必须在具有抢救设备包括心肺复苏的医院或诊所进行，主持治疗的医生必须接受过有关变态反应的专业技能训练。②必须在哮喘缓解期进行，治疗前患者的肺功能指标 $FEV_1$ 或 PEFR 值应达预计值的 70％以上，以避免不良反应的发生。③每次接受治疗后，需留院观察 20～30 分钟，因为大多数的严重过敏反应发生在注射后的几分钟内。④应采用 1 毫升的结核菌素注射器，以便准确掌握剂量。每次进针后，应回抽观察有无回血，避免直接注射入血管内。⑤注射后，如有局部反应或轻度全身反应，则下一次剂量不增加或适当减少，也可在注射前适当使用抗过敏药物或支气管扩张剂。⑥注射中断 4 周以上者，再次注射时，剂量必须减少一半以上。⑦每次注射，均需由专人做详细记录。⑧本法对由多种过敏原或非过敏原引起的哮喘疗效不佳，不宜采用。⑨虽然小儿疗效较成人佳，但不适用于 6 岁以下儿童。⑩应使用标准化的纯抗原制剂，以减少各种过敏反应的发生。

## (二)中医用药

### 1. 哮喘发作的辨证施治方

根据哮喘发作时的临床表现不同，中医可分为以下 4 型辨证施治。

(1)风寒束表和肺气不宣型：一般地讲，哮喘常在受寒感冒后急性发作，故开始时常表现为“风寒束表、肺气不宣”的证候，如鼻塞流涕、喷嚏连连、咳嗽气喘、喉间痰鸣、痰白而黏或稀薄如泡沫，舌苔薄白或白腻，脉浮细紧。宜采用发散风寒、宣肺祛痰、平喘等治则。方用三拗汤加减，药用紫苏子、半夏、白芍、杏仁、白前、紫菀、百部、僵蚕各6～9克，炙麻黄3～6克，五味子3～5克，蝉蜕、干姜、生甘草各3～4克。每日1剂，水煎取汁，分2～3次饮用。

(2)风热证型：如早期风寒失治或治疗不当，未能及时给予宣肺散寒、祛邪外出，就可由寒化热，转化为“风热”证候，尤其是小儿和青少年更为多见。其表现为咳嗽气急、咳痰不爽，或有咽痛口干、大便干结、头与颈项汗多，舌质红，甚至舌尖有红刺而苔薄黄，脉细数。宜采用清热散风、宣肺止咳、化痰平喘等治则。方用三拗汤合二虫止嗽散加减，药用杏仁、牛蒡子、前胡、白前、桑白皮、紫菀、百部、莱菔子、僵蚕、浙贝母各6～9克，炙麻黄3～6克，蝉蜕3～5克，生甘草3～4克，桔梗2～3克。每日1剂，水煎取汁，分2～3次饮用。

(3)痰湿偏盛型：成年肥胖哮喘者，本来痰较盛，又为新邪引动而发的哮喘，可见痰湿偏盛证候，如痰鸣辘辘，喘息急促，心烦汗出，苔腻，脉滑数。宜采用化湿祛痰、宣肺平喘等治则。方用三拗汤合二虫止嗽散加二陈丸加减，药用茯苓9～12克，杏仁、陈皮、姜半夏、竹茹、白前、紫菀、百部、莱菔子、僵蚕各6～9克，炙麻黄3～6克，蝉蜕、远志各3～5克，桔梗2～3克。每日1剂，水煎取汁，分2～3次饮用。

(4)寒包火型：如患者平时体质内热较重者，又重感风寒之邪而引动哮喘发作时，此时在表有非时之风寒，在内有胶固之热痰，便形成“寒包火”的证候。表现为既有恶风、恶寒，又有发热、咽痛、口干、烦躁；既有打喷嚏、鼻塞流清涕，又有气喘、痰稠色黄；既有舌质红绛、脉紧数；又有舌苔白腻等内外夹杂，寒热交叉的症状。宜采用温散表寒、清化里热的温清并用的治则。药用生石膏 12～18 克，干芦根 9～12 克，杏仁、牛蒂子、紫菀、百部、僵蚕、前胡各 6～9 克，荆芥 4～6 克，炙麻黄、桂枝各 3～6 克，蝉蜕、生甘草各 3～4 克，桔梗 2～3 克。每日 1 剂，水煎取汁，分 2～3 次饮用。

## 2. 寒哮和热哮发作期的辨证施治方

根据临床表现的不同，中医通常将哮喘分为寒哮和热哮两种基本类型，其发作期的辨证施治如下。

(1)寒哮：可见呼吸急促，喉中哮鸣有声，每遇寒哮喘即发，冬天发病更多，伴有面色晦滞带青、胸膈满闷、畏寒怕冷、咳嗽气逆、吐痰稀白涎沫、口不渴或渴喜热饮，舌质淡，苔薄白，脉浮紧。宜采用温肺散寒、化痰止哮平喘等治则。方用射干麻黄汤加减，药用紫菀、款冬花各 15 克，射干、五味子各 12 克，僵蚕、蝉蜕、紫苏子、半夏、生姜各 10 克，炙麻黄 9 克，大枣 5 枚，细辛、甘草各 3 克。每日 1 剂，水煎取汁，分 2～3 次饮用。

(2)热哮：可见气粗息涌、喉中痰鸣如吼、胸高胁胀、烦闷不安、咳呛阵作，咳痰色黄或白、排痰不利，面赤口苦、纳差脘痞、口渴喜饮，舌质红，苔黄腻，脉滑数或弦滑。宜采用清热宣肺、化痰止哮平喘等治则。方用定喘汤加减，药用桑白皮、款冬花各 15 克，白果、黄芩各 12 克，胆南星、僵蚕、半夏、杏仁各 10 克，麻黄 9 克，甘草 6 克。每日 1 剂，水煎取汁，分 2～3 次饮用。

## 3. 哮喘缓解期的辨证施治方

哮喘缓解期，一些急性发作期症状基本缓解，病情暂时稳定，但容易反复发作。治疗应根据“治病必求其本”和“既病防变”的原则，以扶正固本、调理脏腑功能为主，中医通常将其分为以下两种基本证型进行辨证施治。

(1)肺脾气虚型：哮喘反复发作，面色㿠白，精神欠佳，咳喘无力，痰涎清稀，恶风自汗，易感冒，少气懒言，纳差脘痞，舌质淡、苔薄白或白腻，脉细弱或虚大。宜采用补益肺脾、益气固卫平喘等治则。方用玉屏风散合四君子汤加减，药用黄芪 24 克，茯苓、桑白皮、沙参各 15 克，白术、太子参、陈皮各 12 克，防风、杏仁、五味子、僵蚕各 10 克，半夏 9 克，大枣 6 枚，甘草 6 克。每日 1 剂，水煎取汁，分 2～3 次饮用。

(2)肺肾两虚型：久发哮喘，面色㿠白或黧黑，平时短气息促，动则尤甚，吸气不利，腰膝酸软，祛寒神疲，小便频数，舌质淡、苔薄少，脉沉细无力。宜采用补肾益肺、纳气平喘等治则。方用七味都气丸加减，药用熟地黄、山药、补骨脂、核桃仁各 15 克，茯苓、五味子、陈皮各 12 克，鹿角胶(烊化冲服)、紫菀各 10 克，山茱萸、紫苏子各 9 克，人参、甘草各 6 克，蛤蚧(研末，冲服)3 克。每日 1 剂，水煎取汁，分 2～3 次饮用。

### 4. 治疗哮喘的古方今用

(1)麻杏石甘汤：出自《伤寒论》，具有辛凉宣泄、清肺平喘等作用。适用于外感风邪、热壅于肺、身热不解、有汗或无汗、咳喘气急甚或鼻翕、口渴、舌苔薄白或黄、脉浮滑而数等。现代常用本方根据辨证加减治疗肺炎、急慢性支气管炎、哮喘、麻疹、鼻窦炎、流行性腮腺炎、皮肤瘙痒症等。现代药理学研究证实，本方具有抗病毒、解热、平喘、镇咳、祛痰、利尿、镇静等多种作用，并对金黄色葡萄球菌、铜绿假单胞菌有一定的抑菌作用。

处方组成:麻黄、杏仁各 9 克,石膏 18 克,甘草 6 克。每日 1 剂,水煎取汁,分 2～3 次饮用。本方为清热平喘之剂,凡风寒实喘、久病虚喘者,不宜应用。

(2)射干麻黄汤:出自《金匮要略》,具有温肺化饮、止咳平喘等作用。适用于寒饮郁肺、咳而上气、喉中如水鸡声、舌苔白滑、脉弦紧等。现代常用本方根据辨证加减治疗哮喘、慢性支气管炎、肺炎等。处方组成:射干、麻黄、生姜、紫菀、款冬花、半夏各 9 克,细辛、五味子各 3 克,大枣 3 枚。每日 1 剂,水煎取汁,分 2～3 次饮用。

(3)三拗汤:出自《太平惠民和剂局方》,具有宣肺散寒、止咳平喘等作用。适用于感冒风邪、鼻塞声重、语音不出,或伤风怕冷、头痛目眩、四肢拘倦、咳嗽痰多、胸满气短、舌苔白腻、脉浮等。现代常用本方根据辨证加减治疗感冒、支气管炎、肺炎、哮喘等。处方组成:麻黄、杏仁、甘草各 9 克。每日 1 剂,水煎取汁,分 2～3 次饮用。

(4)二陈汤:出自《太平惠民和剂局方》,具有燥湿化痰、理气和中等作用。适用于湿痰咳嗽、痰多色白易咳、胸膈痞闷、恶心呕吐、肢体困倦,或头弦心悸、舌苔白润、脉滑等。现代常用本方根据辨证加减治疗支气管炎、肺炎、哮喘、胃炎、胃溃疡、呕吐、慢性胆囊炎等。处方组成:半夏、橘红、白茯苓各 9 克,炙甘草 5 克,生姜 3 克,乌梅 1 个。每日 1 剂,水煎取汁,分 2～3 次饮用。

(5)厚朴麻黄汤:出自《金匮要略》,具有散饮降逆、止咳平喘等作用。适用于咳喘痰多、胸满烦躁、咽喉不利、痰声辘辘、舌滑、脉浮或弦滑等。现代常用本方根据辨证加减治疗慢性支气管炎、哮喘、肺气肿等。处方组成:厚朴、麻黄、石膏各 9 克,杏仁、半夏各10克，干姜、五味子各6克，细辛3克，小麦30克。每日1剂，水煎取汁，分2～3次饮用。

(6)苏子降气汤：出自《太平惠民和剂局方》，具有降气平喘、祛痰止咳等作用。适用于上实下虚的痰涎壅盛、喘咳气短、胸膈满闷，或腰痛脚弱、肢体倦怠，或肢体水肿、舌苔白腻或白滑、脉弦滑等。现代常用本方根据辨证加减治疗慢性支气管炎、哮喘、肺气肿、肺源性心脏病等。处方组成：紫苏子、半夏各75克，当归、肉桂各45克，炙甘草60克，前胡、厚朴各30克。各味共研为细末和匀，贮存备用；使用时，取药末6克，加生姜2片，大枣1枚，紫苏叶5片，水煎服，每日1～3次。注意：凡肺肾两虚而无邪的喘咳及肺热痰喘之证，均不宜使用本方。

(7)定喘汤：出自《摄生众妙方》，具有宣肺降气、祛痰平喘等作用。适用于风寒外束、痰热内蕴、痰多气急、痰稠色黄、哮喘咳嗽，或有恶寒发热、舌苔黄腻、脉滑数等。现代常用本方根据辨证加减治疗急慢性支气管炎、支气管哮喘、慢性肺源性心脏病等。处方组成：白果、麻黄、款冬花、杏仁、桑白皮、半夏各9克，紫苏子6克，黄芩4.5克，甘草3克。每日1剂，水煎取汁，分2～3次饮用。注意：新感风寒，虽恶寒发热、无汗而喘，但内无痰热者，不宜使用本方；又方中白果有小毒，不宜过服或久服。

(8)五味子汤：出自《证治准绳》，具有益气生津、敛肺止咳等作用。适用于肺脏气阴两虚、久咳不止、少痰或无痰、喘促自汗、口干舌燥、脉虚而数等。现代常用本方根据辨证加减治疗慢性支气管炎、哮喘、肺气肿、肺结核、百日咳等。处方组成：人参、五味子各6克，麦冬、杏仁、陈皮各9克，大枣3枚，生草3片。每日1剂，水煎取汁，分2～3次饮用。注意：外感咳嗽初起者,不宜应用本方。

(9)冷哮丸:出自《张氏医通》,具有温肺散寒、祛痰平喘等作用。适用于寒痰内结、哮喘咳嗽时作、感寒即发、胸膈痞满、不能平卧、舌苔白腻、脉紧等。现代常用本方根据辨证加减治疗哮喘、慢性支气管炎等。处方组成:麻黄、川乌、细辛、蜀椒、白矾、皂荚、半夏曲、胆南星、杏仁、甘草各30克,紫菀、款冬花各60克。各味研为末和匀,姜汁调神曲末打糊为丸,备用;每次6克,每日2次,温开水送服。注意:不宜久服,以免耗伤正气;体弱、孕妇及痰热壅肺者,禁用。

(10)三子养亲汤:出自《韩氏医通》,具有降气快膈、化痰消食等作用。适用于痰壅气滞、咳嗽喘逆、痰多胸痞、食少难消、舌苔白腻、脉滑等。现代常用本方根据辨证加减治疗支气管炎、哮喘、肺气肿、胸腔积液等。现代药理学研究证实,本方具有镇咳、平喘、祛痰作用,对金黄色葡萄球菌、乙型链球菌、铜绿假单胞菌、白喉杆菌等有明显的抑制作用。处方组成:白芥子6克,紫苏子、莱菔子各9克。每日1剂,水煎取汁,分2～3次饮用。

(11)人参蛤蚧散:出自《卫生宝鉴》,具有补肺清热、化痰定喘等作用。适用于咳久气喘、痰稠色黄,或咳吐脓血、胸中烦热、身体日渐羸瘦,或面目水肿、脉浮虚,或日久成肺痿等。现代常用本方根据辨证加减治疗慢性支气管炎、哮喘、肺源性心脏病等。处方组成:蛤蚧1对,杏仁、炙甘草各150克,知母、桑白皮、人参、茯苓、贝母各60克。各味共研为细末,贮存备用,使用时,每次取药末3～6克,每日2次,温开水送服。注意:因外感引起的咳嗽气喘,不宜应用。

(12)泻白散:出自《小儿药证直诀》,具有泻肺清热、止咳平喘等作用。适用于肺热咳嗽,甚则气急欲喘,皮肤蒸热,日晡尤甚,舌质红苔黄,脉细数等。现代常用本方根据辨证加减治疗肺炎、急慢性支气管炎、肺脓肿、慢性肺源性心脏病、哮喘等。处方组成:地骨皮、桑白皮各10克,炙甘草6克,粳米9克。每日1剂,水煎取汁,分2~3次饮用。

(13)肾气丸:出自《金匮要略》,具有温补肾阳等作用。适用于肾阳不足、腰痛腿软、下半身常有冷感、少腹拘急、小便不利或小便反多、舌质淡、舌体胖、苔薄白、脉沉细等。现代常用本方根据辨证加减治疗慢性肾炎、白内障、尿路感染、糖尿病、高血压病、低血压、前列腺炎、神经衰弱、慢性支气管炎、哮喘、肺气肿、不孕症等。处方组成:干地黄24克,山药、山茱萸各12克,泽泻、茯苓、牡丹皮各9克,桂枝、附子各3克。每日1剂,水煎取汁,分2~3次饮用。

(14)金水六君煎:出自《景岳全书》,具有滋养肺肾、祛湿化痰等作用。适用于肺肾阴虚、水泛为痰、咽干舌燥、咳嗽呕恶、喘逆多痰、痰带咸味等。现代常用本方根据辨证加减治疗慢性支气管炎、肺炎、哮喘等。处方组成:当归、半夏、茯苓各6克,熟地黄9~15克,陈皮4.5克,炙甘草3克,生姜3~7片。每日1剂,水煎取汁,分2~3次饮用。

(15)七味都气丸:出自《医宗已任篇》,具有滋肾纳气等作用。适用于肾阴不足、咽干口燥、喘则面红足冷、舌红、脉细等。现代常用本方根据辨证加减治疗哮喘、肺源性心脏病、肺结核、阻塞性肺气肿、膈肌痉挛等。处方组成:熟地黄24克,山茱萸、山药各12克,泽泻、茯苓、牡丹皮各9克,五味子6克。每日1剂,水煎取汁,分2~3次饮用。

(16)补肺汤:出自《永类钤方》,具有补肺益气、止咳平喘等作用。适用于肺虚咳喘、短气自汗、声音低弱、舌质淡、脉虚弱等。现代常用本方根据辨证加减治疗慢性支气管炎、哮喘、肺气肿等。处方组成:人参、紫菀、桑白皮各9克,黄芪、熟地黄各24克,五味子6克。每日1剂,水煎取汁,分2～3次饮用。

(17)麻黄散:出自《太平惠民和剂局方》,具有温肺散寒、止咳平喘等作用。适用于咳嗽喘急、痰涎壅塞、坐卧不安、心胸痛胀,兼治伤风咳嗽、膈上不快、舌苔白滑、脉弦滑等。现代常用本方辨证加减治疗哮喘、急慢性支气管炎等。处方组成:麻黄300克,款冬花、诃子皮、甘草各150克,肉桂180克,杏仁90克。各味共研为细末和匀,贮瓶备用。每次6克,每日2～3次,用开水冲服。

(18)麻黄附子细辛汤:出自《伤寒论》,具有温经散寒、助阳解表等作用。适用于素体阳虚、外感风寒、发热恶寒、寒重热轻、头痛无汗、四肢不温、神疲倦怠、舌质淡、苔薄白、脉沉等。现代常用本方辨证加减治疗虚人感冒、咽痛失声、慢性支气管炎、哮喘、变态反应性鼻炎、头痛、腰腿痛等。处方组成:麻黄、熟附子各6克,细辛3克。每日1剂,水煎取汁,分2～3次饮用。如阳气衰微,下利清谷,脉微欲绝,虽有表证,不可误发其汗,不宜使用本方。

(19)苓甘五味姜辛汤:出自《金匮要略》,具有温肺化饮等作用。适用于寒饮内蓄、咳嗽痰多、清稀色白、胸膈不快、舌苔白滑、脉弦滑等。现代常用本方辨证加减治疗慢性支气管炎、哮喘、肺气肿等。处方组成:茯苓12克,干姜9克,五味子、甘草各6克,细辛3克。每日1剂,水煎取汁,分2～3次饮用。

(20)小青龙汤:出自《伤寒论》,具有解表蠲饮、止咳平喘等作用。适用于风寒客表、水饮内停、恶寒发热、无汗、喘咳、痰多而稀，或痰饮咳喘、不得平卧，或身体疼痛、头面四肢水肿、舌苔白滑、脉浮等。现代常用本方辨证加减治疗急慢性支气管炎、哮喘、肺气肿、肺源性心脏病、变态反应性鼻炎等。现代药理研究证实，本方能解除支气管痉挛，并有抗组胺、抗乙酰胆碱等作用。处方组成：麻黄、白芍、半夏各9克，细辛、干姜、五味子各3克，桂枝、炙甘草各6克。每日1剂，水煎取汁，分2～3次饮用。注意：阴虚干咳、肺虚咳喘及肾虚喘促者，忌用。

(21)大补元煎：出自《景岳全书》，具有益气养血、肝肾双补等作用。适用于气血两亏、精神委顿、腰酸耳鸣、汗出肢冷、心悸气短、舌质淡红、脉微细等。现代常用本方辨证加减治疗肾病综合征、肺结核、哮喘、慢性支气管炎等。处方组成：人参15克，山药、杜仲、熟地黄、当归、枸杞子、山茱萸各9克，炙甘草6克。每日1剂，水煎取汁，分2～3次饮用。

(22)葶苈大枣泻肺汤：出自《金匮要略》，具有泻肺行水、下气平喘等作用。适用于痰涎壅盛、咳喘胸满、不能平卧，或面目水肿、小便短少、舌质红或暗、苔白腻、脉弦滑等。现代常用本方辨证加减治疗百日咳、哮喘、肺痈、肺炎、支气管扩张、渗出性胸膜炎、肺源性心脏病等。处方组成：葶苈子15克，大枣12枚。每日1剂，水煎取汁，分2～3次饮用。

(23)桑白皮汤：出自《景岳全书》，具有清泻肺热、降气化痰等作用。适用于肺热痰盛、喘咳痰多黏稠、舌苔黄、脉滑数等。现代常用本方辨证加减治疗支气管炎、哮喘等。处方组成：桑白皮、半夏、紫苏子、杏仁、贝母、栀子、黄芩各9克，黄连3克，生姜3片。每日1剂，水煎取汁，分2～3次饮用。

(24)桂枝加厚朴杏仁汤:出自《伤寒论》,具有解肌祛风、降气定喘等作用。适用于外感风寒表虚、头痛发热、汗出恶风、气喘咳嗽、咳吐白痰、舌苔白滑、脉浮缓等。现代常用本方根据辨证加减治疗感冒、支气管炎、哮喘、病毒性肺炎等。现代药理学研究证实,本方具有较好的镇咳、平喘作用。处方组成:桂枝、白芍、生姜、杏仁各 9 克,厚朴、炙甘草各 6 克,大枣 7 枚。每日 1 剂,水煎取汁,分 2～3 次饮用。

(25)大青龙汤:出自《伤寒论》,具有辛温解表、兼清里热等作用。适用于风寒表实证兼有里热、恶寒发热、寒热俱重、头身疼痛、无汗而烦躁、舌苔薄白或微黄、脉浮紧等。现代常用本方根据辨证加减治疗感冒、哮喘、支气管肺炎等。处方组成:麻黄 12 克,桂枝、炙甘草各 6 克,杏仁、生姜各 9 克,大枣 5 枚,石膏 30 克。每日 1 剂,水煎取汁,分 2～3 次饮用。注意:本方为发汗峻剂,凡脉微弱、汗出恶风之表里俱虚证,不可服之;服用本方,须中病即止,不可过汗,恐伤阳气。

## 5. 治疗哮喘的秘验方

(1)老鹳草、碧桃干、佛耳草各 15 克,姜半夏、旋覆花(包煎)、全瓜蒌、防风各 10 克。随症加减:热喘者,加石膏(先煎)15 克,知母、黄芩各 10 克;寒喘者,加炮附片 9 克,肉桂 3 克;气虚者,加白参 3 克、黄芪 30 克;肾虚者,加肉苁蓉、巴戟天、补骨脂各 15 克;阴虚有热者,加黄柏、知母、玄参、生地黄各 9 克。每日 1 剂,水煎取汁,分 2～3 次饭后口服。具有化痰截喘、降逆纳气等作用。适用于慢性哮喘、肺气肿哮喘等。

(2)麻黄 10 克,杏仁、地龙各 20 克,射干、全蝎、白僵蚕、陈皮、桃仁各 15 克。随症加减:偏热者,加黄芩、川贝母、葶苈子各 10 克；痰多者，加莱菔子、瓜蒌各 10 克；偏寒者，加桂枝、干姜、五味子各 10 克。每日 1 剂，水煎取汁，合并药汁 400 毫升，分 3 次饮用。具有调理肺气、化痰止喘等作用。适用于哮喘。

(3)蛤蚧(去头足)、制南星、细辛、沉香、炒葶苈子、甘草各 6 克，太子参、海浮石(先煎)各 30 克，淡豆豉、地龙、紫菀、桑白皮、五味子、杏仁、黄芩各 10 克，钟乳石(先煎)15 克，生龙骨(先煎)20 克，皂角刺 3 克。每日 1 剂，水煎取汁，分 3 次饮用，连用 42 剂为 1 个疗程。具有补肾纳气、降逆消痰等作用。适用于哮喘等。

(4)茯神、熟地黄各 30 克，牛膝 15 克，防风、款冬花各 12 克，高丽参、归身各 9 克，僵蚕、鹿茸各 6 克，细辛 4.5 克，龙涎香、牛黄、闹羊花、钟乳石各 3 克，麝香 0.5 克。各味研为末和匀，米糊为丸，每丸重 1.5 克。每次 1 丸，每日 2～3 次，白开水送服，可连用数日。补脾肾纳气，平喘。适用于体虚无热哮喘。

(5)砂仁(去壳)、紫苏子各 6 克，珍珠末 3 克，胆南星、胆矾各 2.1 克，正牛黄 1.8 克，毛橘红 1.2 克，龙涎香、制信石各 0.9 克，鸡内金霜 0.3 克。各味共研为末和匀，备用；淡豆豉(捣烂)9 克，煎水一盅，和麦粉 6 克，与上药末一起和匀为丸，每丸重 0.06 克，备用。使用时，第一个月每日服 6 丸；第二、三个月，每日早晚各服 7 丸；第四个月，每日仍服 7 丸，温开水送服。使用剂量足够，止咳平喘，能治愈哮喘。

(6)石韦 30 克，钩藤 15 克，甘草 12 克，炙麻黄、葶苈子、蝉蜕各 9 克，乌梅 6 克。每日 1 剂，水煎取汁，分 2 次饮用。抗敏平喘，可治发作期哮喘。

(7)麻黄、五味子、乌梅、茶叶各6克,黄柏9克,白果(打碎)10枚,冰糖15克。每日1剂,水煎取汁,分2次饮用。清热止咳平喘,可治哮喘。

(8)紫菀、北杏仁、明当归、麻黄、款冬花各9克,川贝母6克,荆芥4.5克,生姜3片。每日1剂,水煎取汁,分2次饮用。治疗哮喘有特效。

(9)紫河车、沉香、地龙、侧柏叶各等份,洗净,烤干,共研为末和匀,贮存备用。每日2次,早晚各服3克,白开水调服。具有补肾肃肺、解痉平喘等作用,可于治疗严重哮喘发作。注意:服药期间,忌食猪油、猪肉及生冷食物。

(10)茶树根、山楂根各50克,黄花鱼胆1个,虎耳草25克。每日1剂,水煎取汁,代茶饮用。具有润肺健脾等作用。适用于治疗哮喘。

(11)蛤蚧粉750克,青黛150克,黄芩200克,地龙250克。各味共研为末和匀,制粒压片,每片重0.5克,贮存备用。每次3～6片,每日3次,白开水送服。可用于治疗哮喘及慢性支气管炎。

(12)陈皮、炒杏仁、代赭石、甘草各15克,洗净,烤干,共研为末和匀,贮存备用。每次6克,每日3次,白开水送服。理气镇潜、止咳平喘,可治哮喘。

(13)闹羊花6克,麻黄3克,沉香1.2克,牙硝少许。各味共研为末和匀,贮存备用。哮喘发作时,用药末0.15克,燃烟吸入肺部,即能定喘。适用于轻中度哮喘发作。

(14)灵芝、紫苏叶各10克,半夏8克,厚朴5克,茯苓、冰糖各15克。每日1剂,水煎取汁,分2次饮用。具有清热利湿、祛痰平喘等作用。适用于过敏性哮喘。

(15)茶实、百合根、皂矾各等份,共研为末和匀为丸,如梧桐子大小。每次3克,每日2～3次,白开水送服。具有清热、涤痰、平喘等作用。适用于哮喘及支气管炎。

(16)白果仁6克,麻黄、甘草各4.5克。每日1剂,水煎取汁,分2次饮用。止咳平喘。适用于哮喘。

(17)茶叶6克,款冬花、紫菀各3克。每日1剂,入杯,冲入沸水,闷15分钟即可。代茶饮用,随泡随饮,冲淡为止。具有祛痰、止咳、平喘等作用。适用于哮喘及支气管炎。

(18)紫苏子、白芥子、莱菔子各9克。每日1剂,水煎取汁,分2～3次饮用。化痰止咳,降气平喘。适用于哮喘。

(19)皂角刺15克,半夏9克,麻黄6克。各味共研为细末,贮存备用。每次1～2.4克,每日2～3次,温开水送服。散寒化痰,止咳平喘。适用于哮喘。

(20)海螵蛸42克,紫苏子30克,陈皮15克。各味研为末和匀,贮存备用。每次9克,每日1～3次,白开水冲服。具有收敛止咳、降气平喘等作用。可用于哮喘等。

(21)蚱蜢30只,麻黄、生甘草各3克。每日1剂,水煎取汁,分2次饮用。散寒止咳平喘。适用于哮喘。

(22)白芥子30克,皂角刺15克。皂角刺水煎取汁,浸白芥子12小时后,焙干研为末,备用。每次1～1.5克,每日3次,温开水送服。具有涤痰平喘等作用。适用于发作性痰涌气道性哮喘。

(23)细茶叶、白僵蚕各15克,共研为细末和匀,贮存备用。每次6克,早晚各1次,用白开水送服。儿童用量酌减。具有化痰止咳平喘等作用。适用于哮喘。

(24)莱菔子300克,牙皂9克。莱菔子洗净,晒干;牙皂烧存性，共研为细末和匀，用姜汁和丸如绿豆大小，贮存备用。每次 9 丸，每日 1～3 次，温开水送服。具有理气化痰平喘等作用。适用于哮喘。

(25)百合 500 克，枸杞子 120 克。2 味洗净，烤干，研为细末和匀，炼白蜜为丸，如梧桐子大小，贮存备用。每次 9 克，每日 3 次，温开水送服。具有滋补肝肾、纳气平喘等作用。适用于肝肾阴虚性哮喘。

(26)海浮石末 12 克，姜汁炒竹茹 15 克。用竹茹煎汤，冲服海浮石末，每日 1 剂，可连用 2～3 剂。具有清热止咳、和胃平喘等作用。适用于哮喘。

(27)远志 6 克，白萝卜片 120 克。每日 1 剂，煎水饮用。具有化痰止咳平喘等作用。适用于哮喘。

(28)顶沉香 15 克，侧柏叶 9 克。共研为细末，和匀备用。每日 1 剂，睡前顿服，用温开水送服。具有下气平喘等作用。适用于哮喘。

(29)五味子 15 克，紫苏子 9 克。每日 1 剂，水煎取汁，分 3 次饮用。具有补肾纳气、下气平喘等作用。适用于肾虚性哮喘等。

## 6. 肺脾气虚型哮喘缓解期的秘验方

(1)生黄芪、南沙参、北沙参、大麦冬、炙桑白皮、炙枇杷叶各 120 克，生甘草、炙甘草、炙麻黄、嫩射干各 30 克，五味子、北细辛各 15 克，熟石膏 240 克，炙紫菀、炙款冬花、竹沥(另冲)、半夏各 90 克，炒防风、蒸茅术、橘红各 60 克，乌梅肉 10 克，白果肉 50 枚。各药入锅，先用清水浸泡 30 分钟，再在炉火上煎 1 小时，共煎 2 次，合并 2 次药汁，浓缩后，加入白蜜 500 克，收膏贮存备用。每日 2 次,每次取 15 克,早晚用白开水加竹沥各冲服 1 次。具有益气养阴、利肺化痰等作用。适用于肺脾气虚型哮喘缓解期,或伴肺气肿者。

(2)人参 6 克,炒白术、甘草、干姜、茯苓、半夏(姜制)各 9 克。各味研为细末,制成水丸如梧桐子大小,贮存备用。每日 2 次,每次 40~50 丸,白开水送服。温中健脾,化痰止咳。适用于脾胃虚寒、痰饮阻滞、哮喘、咳嗽、气短、吐白色泡沫痰、纳差、大便不实、舌苔白润或水滑、脉沉细或虚大。

(3)米炒潞党参、云茯苓各 10 克,土拌蒸白术、姜半夏各 7 克,旋覆花(包煎)、炙款冬花、炒百部各 5 克,广陈皮、炙甘草、黑锡丹(研细分服)各 3 克,盐水炒砂仁、淡干姜、北五味子各 2 克。每日 1 剂,水煎 2 次,合并药汁,分 2 次饮用。具有培土运脾、温肺纳肾等作用。适用于肺脾气虚型哮喘缓解期。

(4)党参、防风各 15 克,黄芪 30 克,白术、柴胡各 12 克,陈皮、当归、炙甘草各 10 克,升麻 6 克。每日 1 剂,水煎取汁,分早晚 2 次饮用;连用 3 周为 1 个疗程,可连用 2 个疗程。具有健脾益气、培土生金、护卫防喘等作用。适用于哮喘缓解期肺脾气虚者。

(5)怀山药、党参、车前子、茯苓、矮地茶各 15 克,射干、葶苈子、川芎、杏仁各 10 克,法半夏、炙麻黄各 9 克,地龙、炙枇杷叶各 12 克,五味子 6 克。每日 1 剂,水煎 2 次,合并药汁,分早晚 2 次饮用,连用 2 周为 1 个疗程。具有补益肺气、豁痰祛瘀、降逆平喘等作用。适用于哮喘缓解期肺脾气虚者。

(6)五味子、白果、甘草各 10 克,乌梅、金荞麦各 30 克,炙麻黄 5 克。随症加减:咳嗽痰多者,加紫菀、海蛤粉;倦怠乏力者,加黄芪、白术;痰稠色黄者,加连翘、紫河车;干咳少痰者,加沙参、麦冬;喷嚏鼻痒者,加白芷、辛夷花;血压偏高者,加地龙、夏枯草。每日1剂,水煎2次,分2次饮用,连用6天为1个疗程,可用1～2个疗程。具有健脾敛肺、化痰止咳、定喘平喘等作用。适用于肺脾气虚型哮喘缓解期。

(7)黄芪、党参各30克,白术、厚朴、茯苓各20克,防风、柴胡、紫苏子、甘草各10克,麻黄6克,大枣10枚。随症加减:痰热伤肺者,去紫苏子、党参,加金银花、连翘、黄芩、鱼腥草、板蓝根;寒痰壅肺者,加附子、桂枝、五味子、生姜;肺脾肾虚者,加熟地黄、麦冬、乌梅、核桃仁、当归;兼外感者,去紫苏子,加紫苏叶;痰热口渴、舌苔黄者,加石膏、天花粉;面部水肿、小便不利者,加葶苈子、车前子;纳差腹胀者,加鸡内金、莱菔子、焦山楂、焦神曲、焦麦芽。每日1剂,水煎取汁,分2次饮用。具有补气健脾、宣肺化痰、平喘止哮等作用。适用于哮喘缓解期肺脾气虚者。

(8)红参、杏仁、甘草、半夏各10克,生黄芪、生山药各20克,百合、白术、厚朴、桔梗、炙米壳各15克。每日1剂,水煎取汁,分2次饮用。具有健脾补肺护卫、宣肺定喘止哮等作用。适用于哮喘缓解期肺脾气虚者。

(9)人参、五味子、橘皮、桔梗、紫苏子各等份。各味研为末和匀,贮存备用。每日2次,每次取药末12克,用150毫升水,煎取90毫升,去渣取汁,饭后饮用。具有补虚益肺、理气化痰等作用。适用于哮喘缓解期肺气虚者。

(10)人参6克,干葵花盘60克。每日1剂,水煎2次,合并药汁,分2次饮用。具有大补元气、止咳化痰等作用。适用于哮喘缓解期肺脾气虚者。

(11)黄花鱼鱼胆1个,虎耳草25克,山楂根、茶树根各50克,大枣5枚。每日1剂,水煎取汁,分2次饮用。具有润肺健脾等作用。适用于哮喘缓解期肺脾气虚者。

(12)胎盘粉、沉香粉、地龙粉、侧柏叶粉各等量。和匀,装入糯米胶囊中,贮存备用。每日3次,每次5～8粒,温开水送服,连用10日为1个疗程。具有大补气血、止咳平喘等作用。适用于哮喘缓解期肺脾气虚者。

## 7. 肺肾两虚型哮喘缓解期的秘验方

(1)生黄芪30克,党参、女贞子各15克,枸杞子、白术、菟丝子各12克,山茱萸9克,冬虫夏草3～6克,甘草6克。随症加减:气虚甚者,去党参,改用人参;脾虚痰盛者,加陈皮、半夏、茯苓;肾不纳气者,加补骨脂、沉香、熟地黄;脾肾阳虚者,加附子、肉桂、淫羊藿、熟地黄;肺肾阴虚者,加熟地黄、沙参、麦冬。每日1剂,水煎取汁,分早晚2次饮用。具有温肾纳气定喘、益气健脾补肺等作用。适用于哮喘缓解期肺肾两虚者。

(2)党参、黄芪、麦冬、茯苓、生地黄、泽泻、牡丹皮各20克,甘草、炙甘草、法半夏各15克,五味子、川贝母、蝉蜕、防风各10克。随症加减:阳虚有寒者,加附子、肉桂;气阴两虚者,加沙参、玉竹;兼有风寒袭肺者,加炙麻黄、桂枝;兼有风热犯肺者,加生石膏、黄芩;痰多喘甚者,加葶苈子、射干、橘红、紫苏子。每日1剂,水煎取汁,分早晚2次饮用,连用30日为1个疗程。具有益气壮阳、清肺补肺、补肾固本、平喘止哮等作用。适用于哮喘缓解后肺肾两虚者。

(3)蛤蚧粉5克,熟地黄、核桃仁、淫羊藿、代赭石各15克,白术、防风、半夏、陈皮各12克,沉香2克,紫河车粉6克,杏仁、椒目、甘草各10克。每日1剂，水煎取汁，分早晚2次饮用。具有益肺补肾纳气、宣肺平喘止哮等作用。适用于哮喘缓解期肺肾两虚者。

(4)黄芪、党参各30克，柴胡、升麻各9克，桔梗、桑白皮、杏仁各10克，补骨脂12克，五味子、熟地黄各10克。随症加减：痰浊壅盛、喘而胸满、痰多白黏、呕恶纳呆、舌苔厚腻、脉滑者，加半夏、茯苓、炒紫苏子等；阳虚血瘀、喘咳心悸、肢肿唇绀、舌瘀脉涩者，加桂枝、葶苈子、丹参、桃仁；气阴两虚、烦躁内热、口干颧红、脉微细欲绝者，加西洋参、麦冬、蛤蚧等。每日1剂，水煎取汁，分2次早晚饮用。具有补益肺肾、纳气定喘止哮等作用。适用于哮喘缓解期肺肾两虚者。

(5)炙麻黄、炙甘草各6克，苦杏仁、五味子、白术、僵蚕、桃仁各10克，白芍、黄芪、党参各30克，补骨脂、枸杞子、七叶一枝花各15克。随症加减：痰多色白清稀者，加干姜、细辛、法半夏；痰多色微黄者，去白术，加黄芩、瓜蒌皮各15克；舌红苔少、口干者，去白术、补骨脂，加沙参、菟丝子、生地黄；肾不纳气、动则喘甚者，去黄芪，加山茱萸、核桃仁、沉香；肾阳虚者，加熟附子、巴戟天、淫羊藿。每日1剂，水煎取汁，分早晚2次饮用，可连用3～6个月。具有健脾补肾益肺、豁痰降气定喘等作用。适用于哮喘缓解后肺脾肾虚者。

(6)冬虫夏草20克，熟地黄、丹参、泽泻各12克，茯苓、五味子、山茱萸各15克，山药25克，补骨脂10克，核桃仁10枚。随症加减：偏于肾阳虚者，加附子、肉桂；偏于肾阴虚者，加女贞子、石斛；咳嗽痰多者，加杏仁、紫苏子；纳少者，加神曲、莱菔子。每日1剂，水煎取汁，分早晚2次饮用，连用20日为1个疗程。具有补肾固本、宁肺止咳、降气定喘等作用。适用于肺肾两虚型哮喘。

(7)熟地黄、党参各 24 克，山药、紫苏子、补骨脂各 30 克，茯苓 15 克，麻黄、杏仁、五味子各 9 克。每日 1 剂，水煎取汁，分 2 次饮用。具有补肾纳气、理肺平喘等作用。适用于哮喘缓解期并发肺气肿证属肾虚肺实、上盛下虚者。

(8)蛤蚧(去头足)2 对，人参、甘草各 15 克，黄芪、山药各 60 克，甜杏仁 24 克，沉香、肉桂各 12 克，半夏、紫皮核桃仁、炒白果仁、桑白皮各 30 克。各味共研为细末和匀，贮存备用。每日 3 次，每次取药末 4～6 克，白开水冲服。具有益肺肾、豁痰降气等作用。适用于哮喘缓解期肺肾气虚、浊痰不散、本虚标实者。

(9)熟地黄、怀山药、茯苓各 15 克，枸杞子、泽泻、牡丹皮、附子、胆南星、葶苈子各 9 克，肉桂心 3 克。每日 1 剂，水煎取汁，分 2 次饮用。具有泻肺益肾纳气等作用。适用于哮喘缓解期肾气虚、寒痰阻肺者。

(10)党参、五味子、冬虫夏草(另炖)、核桃仁(另炖)、沉香、灵磁石(先煎)、紫苏子、款冬花、法半夏、橘红各 10 克。每日 1 剂，水煎 2 次，合并药汁，分 2 次加冬虫夏草、核桃仁服用。具有补肺益肾、降气化痰等作用。适用于哮喘缓解期正虚邪实、肺肾两亏、痰浊壅盛者。

(11)人参 30 克，冬虫夏草 60 克，酒蜜制蛤蚧 1 对。各味共研为末和匀，贮存备用。每日 2 次，每次取药末 5 克，白开水送服。具有补肺气、益肾精、平喘咳等作用。适用于哮喘缓解期肺肾两虚者。

(12)人参、核桃仁各 16 克。每日 1 剂，水煎取汁，分 2～3 次饮用。具有补肾益肺等作用。适用于哮喘缓解期肺肾不足者。

(13)胎盘1个,地龙100克。烘干后,共研为细末和匀,贮存备用。每日3次,每次1～3克,空腹,白开水冲服,连用10日为1个疗程。具有益肺补气、填精补肾、止咳平喘、熄风降压等作用。适用于哮喘缓解期肺肾两亏者。

(14)人脐带1具,鹅喉管1具。2味烘干,研为末和匀,贮存备用。每日2次,每次取药末3～5克,白开水送服。具有补肺肾、定咳喘等作用。适用于哮喘缓解期肺肾两虚者。

## 8. 治疗儿童哮喘的秘验方

(1)白果(打碎)7个,鱼腥草、半边莲、地龙各15克,黄芩9克,鹅不食草、穿山甲各6克,蜈蚣3克,炙甘草5克。每日1剂,水煎取汁,分3次饮用。具有清热宣肺、化痰止哮平喘等作用。适用于小儿寒性哮喘等。

(2)松子仁5粒,炒百部、麻黄各0.9克,杏仁40个(去皮尖,以水略煮3～5沸)。烘干研为末和匀,化白糖为丸,如芡实米大小,备用。每日3次,每次饭后含化10丸。具有温肺散寒、化痰止哮平喘等作用。适用于小儿寒性哮喘。

(3)功劳叶及子各250克,款冬花、百合花、白蜜各120克,冰糖适量。前4味水煎,去渣取浓汁,纳入蜜再煮片刻,加冰糖收膏,贮存备用。每日2次,早晚各取1匙,白开水冲服。具有温肺散寒、化痰止哮平喘等作用。适用于小儿热性哮喘等。

(4)生姜250克,半夏(研末)120克,白矾(为末)60克,黑糖250克。生姜切片,入蒸笼,上面撒上半夏末及白矾,使药末渗入于生姜内,再蒸,再撒再蒸,如此连续8～9次,直到把药末撒完为止;再把生姜片晾干研为末,用黑糖和匀,贮存备用。5

岁以下小儿每服0.5～1.5克，早晚各服1次，白开水送服，直用到痊愈为止。具有和胃止呕、化痰平喘等作用。适用于小儿哮喘。

(5)经霜天独子、腊梅花各9克，蛐蜒1只。每日1剂，水煎取汁，分2～3次饮用。具有宣肺平喘等作用。适用于小儿哮喘等。

(6)煨黑、白丑各3克，生大黄6克，葶苈子1.5克。各味研为末和匀，贮存备用。每日2次，每次取药末3克，白开水送服。具有通便平喘等作用。适用于儿童便秘性哮喘。

(7)陈皮、桑白皮、紫苏子各9克。每日1剂，水煎取汁，分2～3次饮用。具有清热宣肺、理气降逆平喘等作用。适用于小儿哮喘。

(8)片竹黄、陈胆南星、广郁金各等份，共研为末和匀，贮存备用。每日2～3次，每次1～3克，白糖水送服。具有清热宣肺、化痰止咳平喘等作用。适用于痰热性哮喘等。

## 9. 治疗哮喘的常用中成药片剂

(1)补肾防喘片：具有温阳补肾等作用。适用于防治哮喘季节性发作，对慢支咳嗽也有效。每年自哮喘习惯性发作前1～3个月开始服用，每日3次，每次4～6片，白开水送服；连续用3个月为1个疗程，每年用1个疗程，如连续用3年即3个疗程，则可完全控制哮喘发作。注意：少数患者服用本品后，可出现“生火”现象，这时可减半服用，并可加服适量六味地黄丸。

(2)固本咳喘片：由黄芪、党参、白术、防风、茯苓、甘草、陈皮、半夏、补骨脂、紫河车等组成。具有益气固表、健脾补肾等作用。适用于哮喘、慢支、肺气肿、支气管扩张等。成人每次

4～5 片，8～15 岁每次 2～3 片，8 岁以下每次 0.5～2 片，每日 3 次，温开水送服；连用 3 个月为 1 个疗程，长期服用，疗效更佳。注意：哮喘等急性发作期，暂停服用；迁延期服用本品，应兼用清肺利痰法用药；病程长及阳虚患者，应适当增加服药时间。

(3)咳喘宁片：由桔梗、石膏、罂粟壳、甘草、麻黄、百部、苦杏仁组成。具有宣通肺气、止咳平喘等作用。适用于哮喘、咳嗽、老年痰喘等。每日 2 次，每次 2～4 片(每片重 0.6 克)，温开水送服。注意：高血压及冠心病者，忌用。

(4)哮喘宁片：由胆南星、石膏、甘草、洋金花、五味子、远志、太子参、麻黄组成。具有镇咳定喘、消炎化痰等作用。适用于哮喘、慢性咳嗽气急等。每日 3 次，每次 2 片，温开水送服。注意：对本品有变态反应者，忌用。

(5)喘嗽宁片：由白果、苦杏仁、地龙、桑白皮、陈皮、黄芩、白前、苦参、甘草、茯苓组成。具有清热平喘、止嗽化痰等作用。适用于哮喘、喘息性支气管炎、肺气肿、肺心病早期等。每日 3 次，每次 3～4 片(每片重 0.35 克)，温开水送服。注意：寒痰咳喘者，不宜用。

(6)百花定喘片：由百合、款冬花、牡丹皮、陈皮、黄芩、桔梗、天冬、麦冬、紫菀、苦杏仁、麻黄、天花粉、前胡、薄荷、北沙参、石膏、五味子组成。具有清热化痰、润肺止咳等作用。适用于哮喘、慢性支气管炎、肺气肿引起的咳嗽气喘等。每日 3 次，每次 6 片(每片重 0.3 克)，温开水送服。注意：忌食辛辣、油腻食物，忌房事。

(7)海珠喘息定片：由珍珠层粉、胡颓子叶、天花粉、蝉蜕、防风、冰片、甘草、盐酸去氯羟嗪组成。具有镇静平喘、祛痰止咳等作用。适用于哮喘、慢性支气管炎等。每日 3 次，每次 2～4 片（每片重 0.35 克），温开水送服。注意：忌生冷、辛辣、油腻、刺激性食物；甲亢、心律失常及高血压者慎用，寒哮或喘咳痰多清稀者不宜使用。

（8）牡荆片：由牡荆子浸膏组成。具有平喘、镇咳、祛痰等作用。适用于哮喘、慢性支气管炎。每日 3 次，每次 2 片，温开水送服。注意：不宜与含石膏的中药汤剂或成药同用，外感咳嗽者慎用。

## 10. 治疗哮喘的常用中成药口服液

（1）咳喘静糖浆：由桔梗、紫菀、地龙、知母、蒲公英、黄芩、瓜蒌、麦冬、苦杏仁、款冬花、百部、甘草、赤芍、丹参组成。具有镇咳平喘、祛痰消炎等作用。适用于哮喘、慢性支气管炎、急性咽炎等。每日 3 次，每次 40 毫升，口服。注意：外感初起者，不宜服用。

（2）小青龙合剂：由麻黄、桂枝、白芍、干姜、细辛、甘草、法半夏、五味子组成。具有解表化饮、止咳平喘等作用。适用于风寒水饮、恶寒发热、无汗、咳喘痰稀等。每日 3 次，每次 10～20 毫升，摇匀后口服。注意：高血压、心脏病者慎用。

（3）复方满山红糖浆：由满山红、百部、罂粟壳、桔梗、远志、蔗糖组成。具有止咳、祛痰、平喘等作用。适用于哮喘、支气管炎等。每日 3 次，每次 5～10 毫升，摇匀后口服。注意：咳嗽初起或痰色黄者慎用，且不宜超量服用。

（4）祛痰灵口服液：由鲜竹沥、鱼腥草、蔗糖组成。具有清热化痰解毒等作用。适用于肺热痰喘、咳嗽痰多等。每日 3 次，每次 10～30 毫升，口服。注意：便溏者忌用。

(5)止咳橘红口服液:由化橘红、法半夏、茯苓、款冬花、甘草、瓜蒌皮、紫菀、麦冬、知母、桔梗、生地黄、石膏、苦杏仁、紫苏子组成。具有清肺止咳化痰等作用。适用于痰热阻肺引起的咳喘、咳嗽痰多、胸闷气短、咽干喉痒痰鸣等。

## 11. 治疗哮喘的常用中成药胶囊剂

(1)桂龙咳喘宁胶囊:由桂枝、龙骨、半夏、黄连组成。具有止咳化痰、降气平喘等作用。适用于哮喘、急慢性支气管炎,以及风寒或痰湿阻肺引起的咳嗽、气喘、痰湿壅盛等症。每日 3 次,每次 5 粒(每粒重 0.3 克),温开水送服。注意:外感风热者忌服;服药期间,忌烟酒及生冷、肥腻之品。

(2)金咳息胶囊:由蛤蚧、生晒参、玄参、黄芪、川贝母、五味子、桑白皮、苦杏仁、当归、白芍、茯苓、甘草组成。具有补肺纳气、止咳平喘、理肺化痰等作用。适用于肺脾两虚、肾不纳气所致的久咳痰白、气喘阵作、动则益甚、疲乏无力、畏寒背冷,以及慢性支气管炎迁延期、缓解期和轻度慢性阻塞性肺气肿、支气管哮喘见有上述症候者。每日 3 次,每次 4～5 粒(每粒重 0.4 克),温开水送服。注意:痰热壅肺和阴虚肺燥咳喘者,忌用。

(3)百令胶囊:由发酵冬虫夏草菌粉组成。具有补肺肾、益精气等作用。适用于肺肾两虚引起的气喘、咳嗽、咯血、腰背酸痛等。每日 3 次,每次 5 粒(每粒重 0.2 克),温开水送服。注意:少数患者服用后胃部有轻度不适,故以饭后服用为宜。

(4)蛤蚧定喘胶囊:由紫苏子、瓜蒌仁、苦杏仁、麻黄、石膏、甘草、紫菀、鳖甲、黄芩、麦冬、黄连、百合、蛤蚧组成。具有滋阴清肺、祛痰平喘等作用。适用于虚劳咳喘、气虚胸闷、自汗盗汗等。每日 2 次,每次 3 粒(每粒重 0.5 克),温开水送服。注意:

寒痰咳喘患者，不宜服用。

(5)恒制咳喘胶囊：由法半夏、红花、生姜、白及、佛手、甘草、紫苏叶、薄荷、香橼、陈皮、红参、西洋参、砂仁、沉香、丁香、白豆蔻、肉豆蔻、代赭石组成。具有益气养阴、温阳化饮、止咳平喘等作用。适用于气阴两虚、阳虚痰阻所致的咳喘、胸脘满闷、倦怠乏力等。每日3次，每次2～4粒(每粒重0.25克)，温开水送服。注意：痰热实证者不宜服用。

## 12. 治疗哮喘的常用中成药丸剂

(1)如意定喘丸：由蛤蚧、蟾蜍、黄芪、地龙、麻黄、党参、苦杏仁、白果、枳实、天冬、五味子、麦冬、紫菀、百部、枸杞子、熟地黄、远志、葶苈子、洋金花、石膏、甘草组成。具有宣肺定喘、止咳化痰、益气养阴等作用。适用于肺气阴两虚所致的哮喘、慢性支气管炎、虚劳久咳、肺气肿、肺心病等。每日3次，每次2～4丸(每丸重3克)，温开水送服。注意：孕妇忌服用，忌烟酒及辛辣食物。

(2)固肾定喘丸：由熟地黄、制附子、牡丹皮、牛膝、补骨脂、砂仁、车前子、茯苓、益智仁、肉桂、山药、泽泻、金樱子组成。具有温肾纳气、健脾利水等作用。适用于脾肾两虚及肺肾气虚型慢性支气管炎、肺气肿、哮喘、老年性虚喘等。每日2～3次，每次1.5～2克，温开水送服。注意：感冒发热及痰多咳喘者忌服。

(3)咳喘顺丸：由紫苏子、瓜蒌仁、茯苓、鱼腥草、苦杏仁、半夏、款冬花、桑白皮、前胡、紫菀、陈皮、甘草、蜂蜜组成。具有健脾燥湿、宣肺平喘、化痰止咳等作用。适用于哮喘、慢性支气管炎、肺气肿所致的气喘胸闷、咳嗽痰多等。每日3次，每次5

克,温开水送服。注意:风寒或寒痰咳嗽者忌用。

(4)理气定喘丸:由紫苏子、紫苏梗、紫苏叶、陈皮、法半夏、茯苓、白芥子、莱菔子、苦杏仁、川贝母、桑白皮、款冬花、紫菀、黄芪、白术、百合、麦冬、天冬、知母、当归、何首乌等组成。具有祛痰止咳、补肺定喘等作用。适用于肺虚痰盛引起的咳嗽痰喘、胸膈满闷、心悸气短、口渴咽干,属于本证的哮喘也可选用。每日2次,小蜜丸每次6克(每100丸重10克),或大蜜丸每次1丸(每丸重9克),温开水送服。注意:过敏体质者慎用,对本品过敏者忌用;服药期间,忌食辛辣、油腻食物。

(5)京制咳嗽痰喘丸:由前胡、白前、苦杏仁、麻黄、紫苏子、川贝母、射干、百部、马兜铃、罂粟壳、紫菀、款冬花等36味中药组成。具有散风清热、宣肺止咳、祛痰定喘等作用。适用于外感风邪、痰热阻肺、咳嗽痰盛、气促哮喘、不能平卧、喉中作痒、胸膈满闷、老年痰喘者。每日2次,每次30粒(每100粒重21克),温开水送服。注意:老年患者慎用,孕妇及肾功能不全者忌用;服药期间,饮食宜清淡,忌食辛辣、油腻之品及甜食。

(6)蛤蚧定喘丸:由百合、鳖甲、甘草、蛤蚧、瓜蒌仁、黄连、黄芩、苦杏仁、麻黄、麦冬、石膏、紫苏子、紫菀等组成。具有滋阴清肺、止咳定喘等作用。适用于虚劳久咳、年老哮喘、气短发热、胸满郁闷、自汗盗汗、不思饮食等,也适用于肺肾两虚、痰浊阻肺的支气管哮喘患者。现代药理研究证明,本丸具有平喘、祛痰、镇咳、抗炎及抗过敏等多种作用;能降低磷酸组胺引起的豚鼠离体气管张力,对抗支气管痉挛,并能延长磷酸组胺加乙酰胆碱混合液引起的豚鼠哮喘潜伏期;能促进大鼠呼吸道分泌痰液,促进家鸽气管纤毛运动,并能延长氨水引起的小鼠咳嗽潜伏期等。每日2次,每次5~6克(每60丸重9克),温开水送服。注意:对本品过敏者禁用,过敏体质者慎用,孕妇及脾胃虚寒者也应慎用;服药期间,忌食辛辣、油腻食物。

(7)气管炎咳嗽痰喘丸:由浙贝母、橘红、款冬花、党参、前胡、苦杏仁、远志、五味子、麻黄组成。具有散风镇咳、祛痰定喘等作用。适用于外感风寒、肺热脾湿引起的咳嗽痰盛、气促哮喘、不能平卧、喉中作痒、胸膈满闷、老年痰喘等。每日2次,每次30粒(每100粒21克),温开水送服。注意:服药期间饮食宜清淡,忌食辛辣、油腻之品及甜食。

(8)止咳化痰丸:由罂粟壳、桔梗、知母、前胡、陈皮、大黄、炙甘草、川贝母、石膏、苦杏仁、紫苏子、葶苈子、款冬花、百部、玄参、麦冬、密蒙花、天冬、五味子、枳壳、瓜蒌仁、半夏、木香、桑叶组成。具有清肺化痰、止咳定喘等作用。适用于痰热阻肺、久嗽咯血、痰喘气逆、喘息不得眠等。每日1次,每次15丸(每5~7丸重1克),临睡前服用。注意:风寒咳嗽者不宜用。

(9)定喘止嗽丸:由罂粟壳、石膏、麻黄、苦杏仁、陈皮、五味子、砂仁、甘草组成。具有润肺、定喘、止嗽等作用。适用于阴虚肺热、久嗽痰喘、胸满呕逆、咳痰黏稠、夜卧不安、烦躁口渴等。每日2次,每次1丸(每丸重9克),用梨汤或温开水送服。注意:寒痰咳喘者不宜服用。

(10)七味都气丸:由五味子、山茱萸、茯苓、牡丹皮、熟地黄、山药、泽泻组成。具有补骨纳气、涩精止遗等作用。适用于肾虚不能纳气、呼多吸少、喘促胸闷、久咳咽干气短等。每日2次,每次9克,温开水送服。注意:外感咳嗽、气短者,忌服用。

(11)紫苏降气丸:由紫苏子、厚朴、前胡、甘草、姜半夏、陈皮、沉香、当归组成。具有降气化痰、温肾纳气等作用。适用于气逆痰壅、咳嗽喘息、胸膈痞塞等。每日1~2次,每次6克,温开水送服。注意：阴虚、舌无苔者，忌服用。

(12)哮喘丸：由白果仁、枳壳、瓜蒌、麦冬、松花粉、竹茹、橘红、知母、石膏、苦杏仁、诃子肉、罂粟壳、海浮石、槟榔、川贝母、前胡、乌梅肉、麻黄、五味子、紫苏叶组成。具有定喘止咳等作用。适用于久嗽痰喘、以正虚为主者。每日2次，每次1丸(每丸重10克)，温开水送服。注意：久咳喘以实邪为主者不宜用，孕妇忌服。

## 13.治疗哮喘的常用中成药膏剂

(1)消喘膏：由白芥子、鲜姜汁、延胡索、甘遂、细辛组成。具有止咳祛痰、降气除湿、解痉平喘等作用。适用于哮喘、喘息型气管炎、肺气肿等。用膏方法：取药膏6块(每块重3克)，分别用橡皮膏固定贴于背部的双肺俞、心俞、膈俞6个穴位上(贴前需将穴位皮肤擦洗干净)，每次贴4～6小时，每10天贴1次，连用3次为1个疗程。注意：孕妇及对本品过敏者忌用，对体质壮实但以痰热壅肺为主者不宜使用。

(2)风茄平喘膏：由洋金花、吴茱萸、干姜、白芥子、生川乌、生半夏、花椒、麻黄、丁香、樟脑、冰片、桂皮醛、二甲基亚砜组成。具有止咳、祛痰、平喘等作用。适用于哮喘、慢性支气管炎。使用方法：外用穴位敷贴，取第一组穴天突、大椎、定喘(双)，第二组穴命门、肾俞(双)、足三里(双)；每次取两组穴各1个，交替敷贴，天热时每天轮流1次，天冷时2～3天轮换1次，连用10次为1个疗程。可连续使用3～4个疗程，疗程间可停息1～2天。注意：皮肤过敏者不宜使用。

(3)寒喘膏药：由川乌、草乌、连翘、白薇、赤芍、当归、大皂荚、白芷、茯苓、白及、马钱子、桃枝、柳枝、肉桂、乳香、没药、铅丹、食用植物油组成。具有温经逐寒、定喘止咳等作用。适用于哮喘、慢性支气管炎因受寒而发作，气喘咳嗽等。使用方法：外用敷贴于背后第三颈椎皮肤，使用前皮肤用生姜擦干，药膏烘热后贴之，每日或隔日1次。注意：皮肤过敏者忌用，忌用辛辣、生冷食物。

(4)定喘膏：由血余炭、洋葱头、附子、干姜、生川乌、天南星组成。具有止咳定喘等作用。适用于气促喘息、冬季加重，胸膈满闷、咳嗽痰盛等。使用方法：外用敷贴于肺俞穴，每日1次。注意：肺热喘嗽禁用，忌食生冷之品。

## 14. 治疗哮喘的背部穴位药物敷贴处方

(1)生麻黄、白芥子、紫菀各10克，天南星、半夏、桔梗、川贝母、细辛、杏仁、甘草各15克，生姜、阿胶各30克，香油、黄丹各适量。前11味共研为细末和匀，用香油煎敷，用黄丹收膏，加阿胶搅匀制成温白膏，备用。使用时，取适量药膏敷贴背部双侧肺俞穴，用纱布覆盖、胶布固定即可。通常每日换药1次，连用10次为1个疗程。具有宣肺散寒、化痰止咳、降逆平喘等作用。适用于肺虚寒性哮喘。

(2)白芥子、延胡索各15克，甘遂、细辛各20克，生姜汁适量。前4味共研为末和匀，用生姜汁调成糊状，备用。使用时，取药糊适量，敷贴于背部肺俞、大椎、膻中、百劳穴上，用油纸、胶布固定即可。每隔3日敷贴1次，每次敷贴6小时。具有宣肺散寒、化痰止咳、降逆平喘等作用。适用于支气管哮喘。

(3)公丁香、老姜各6克，石菖蒲根20克，松香3克，樟脑0.3克，凡士林适量。前5味共研为末和匀，用凡士林调和成糊状，备用。使用时，取药糊适量，敷贴于背部肺俞及膻中穴，用油纸覆盖，胶布固定即可。每日或隔日换药1次，连用10次为1个疗程。具有温肺化痰、止咳平喘等作用。适用于支气管哮喘咳嗽、气喘、痰鸣等。

(4)白芥子、白芷、甘遂、半夏各15克，生姜汁适量。前4味共研为细末和匀，用生姜汁调成糊状，备用。使用时，取药糊适量，敷贴于背部肺俞、心俞、膈俞穴上，用油纸覆盖、胶布固定。通常每次敷贴1～2小时，微感疼痛时即可取下，每隔10日敷贴1次，连用3次为1个疗程。具有温肺祛风、化痰逐饮等作用。适用于哮喘，可有效预防哮喘发作。

(5)鲜毛茛叶或根适量，捣如泥，备用。使用时，取药泥适量，敷贴于背部大椎穴或后颈窝处，外用纱布覆盖、胶布固定即可。通常每次敷贴6～8小时，隔3～4日敷贴1次。如敷贴处局部皮肤出现水疱，一般无需处理，3～4日可自行痊愈。具有止咳化痰、降逆平喘等作用。适用于哮喘发作。

## 15. 治疗哮喘的神阙穴药物敷贴处方

(1)细辛、苍耳子、延胡索(醋炒)各4克，麻黄、吴茱萸、公丁香、白芥子、肉桂各3克。各味共研为末和匀，装瓶密闭贮存，备用。使用时，取药末适量，填满脐窝(神阙穴)，外用胶布封贴固定。通常2日换药1次，连用7次为1个疗程。具有宣肺散寒、降逆平喘等作用。适用于寒性哮喘。

(2)公丁香0.5克，肉桂、麻黄各5克，苍耳子、白芥子、半夏各3克，酒精适量。前6味共研为末和匀，用酒精调成糊状，备用。使用时，将药糊敷填于神阙穴，外用纱布、胶布封固即可。一般48小时换贴1次，连用10次为1个疗程，可连用3个疗程，2个疗程间隔为5～7日。具有宣肺散寒、止咳化痰等作用。适用于寒性哮喘等。

(3)人参、补骨脂、焦白术各10克,肉桂、硫黄粉各5克,黄酒适量。前5味共研为末,贮存备用。使用时,取药末3克,用黄酒调和成糊状,填敷于神阙穴,外用纱布、胶布封固即可。一般1～2日换贴1次,每晚热敷脐部1次,每次热敷15～30分钟。具有补肺益肾、纳气平喘等作用。适用于虚证哮喘。

(4)补骨脂、小茴香各等份。共研为末和匀,贮存备用。使用时,取药末适量,纳入脐窝,外用纱布、胶布封固即可。一般2日换药1次,连用10次为1个疗程。具有补益肺肾、温化痰湿、降逆平喘等作用。适用于哮喘肾不纳气、哮喘日久、喉间哮鸣有声等。

(5)制半夏10克,白果仁9克,杏仁、细辛各6克,生姜汁适量。前4味研为末和匀,用生姜汁调和成糊状备用。使用时,取药糊适量,填敷于脐孔中,外用纱布、胶布封固即可。一般每日换药1次,连用10次为1个疗程。具有温肺散寒、止咳化痰、宣肺平喘等作用。适用于哮喘痰稀色白、咳嗽喘满、哮鸣有声等。

## 16. 治疗哮喘的涌泉穴药物敷贴处方

(1)胡椒7粒,桃仁10粒,杏仁4粒,栀子3克,鸡蛋清适量。前4味捣烂,用鸡蛋清调成糊状,备用。使用时,将双脚底涌泉穴皮肤擦洗干净,然后将药糊敷贴于涌泉穴,用纱布及胶布封固即可。一般每日换药1次,连用10次为1个疗程。具有宣肺化痰、止咳平喘等作用。适用于哮喘久咳、痰多、喘息者。

(2)白矾30克,黑、白丑各15克,面粉、米醋各适量。前3

味共研为末和匀，加面粉拌匀，再加米醋调成糊状即可。使用时，于晚上睡前将药糊敷贴于双足底涌泉穴上，外用纱布、胶布封固，次晨起床后去掉。一般每日敷贴1次，连用10次为1个疗程，可连用1～2个疗程。具有宣肺清热、止咳化痰等作用。适用于热哮等。

(3)天南星、白芥子各30克，生姜汁适量。前2味共研为末和匀，用生姜汁调成糊状即可。使用时，将药糊分别敷贴于双脚底涌泉穴及上腹部中脘穴上，干后更换，每日敷贴3～5次。具有化痰止咳、降逆平喘等作用。适用于哮喘痰喘上气者。

(4)白芥子、白矾各30克，面粉、米醋各适量。前2味共研为末和匀，与面粉混匀后，加米醋调成糊状即可。使用时，取药糊适量，晚睡前敷贴于双足底涌泉穴及定喘、天突穴，外用纱布、胶布封固即可，12小时后去掉。一般每日敷贴1次，连用3～12次为1个疗程。具有宣肺化痰止咳等作用。适用于哮喘。

(5)吴茱萸、附子、巴戟天、肉桂、洋金花、补骨脂各等份。共研为末和匀，贮存备用。使用时，取药末3克，用温水调成糊状，于晚上睡觉前敷贴于足底涌泉穴，次日晨起去掉。一般于冬至"数九"第一天开始，每晚1次，连用3日，即每一"九"时连贴3次，可共用27次。具有温肺固表补肾、祛风化痰逐饮等作用。适用于哮喘，可预防哮喘急性发作。

## 17. 冬病夏治哮喘的穴位药物敷贴处方

(1)细辛、生半夏、甘遂、延胡索、肉桂各5克，白芥子10克，麝香2克，生姜汁适量。前6味共研为末和匀，用生姜汁调成糊状，再加入麝香和匀即可。使用时，取药糊适量，分别敷贴于背部大椎及第三、第五、第七胸椎左右旁开 1.5 寸处，用纱布覆盖、胶布封固即可。一般每次敷贴 2 小时，每年盛夏初伏、中伏、末伏各贴 1 次，可连贴 3 年。具有宣肺定喘、止咳祛痰等作用。适用于预防哮喘、体质虚寒者。

(2)白芥子、延胡索各 21 克，甘遂、细辛各 12 克，生姜汁适量。前 4 味共研为末和匀，贮存备用。于夏季三伏天开始，每次取药末 1/3，加生姜汁调成稠膏状，分摊于 6 块直径约为 5 厘米的油纸或塑料布上，贴于背部肺俞、心俞、膈俞(均为双侧)穴上，外用胶布固定，贴 4～6 小时去掉。一般每隔 10 天贴 1 次，即初伏、中伏、末伏各贴 1 次，共贴 3 次，可连贴 3～5 年。宜晴天中午前后贴敷，阴雨天贴效果欠佳，贴药后不宜过多活动。具有扶正祛邪、止咳化痰、宣肺平喘等作用。对哮喘、喘息性支气管炎有良好的预防复发的作用，且疗效随贴药年限的延长而逐渐提高。

(3)白芥子 30 克，巴豆 20 克，甘遂、细辛各 15 克，轻粉 10 克，冰片 2 克，炼蜜 50 克。前 6 味共研为末和匀，用炼蜜调成膏糊状，备用。使用时，每次取药膏 1 克左右，置于 4 厘米×4 厘米大小的伤湿止痛膏中央，摊成 2 毫米厚、直径 1.5 厘米的圆饼，分别贴于常规消毒后的定喘(双)、肺俞(双)、肾俞(双)、足三里(双)、膻中穴上。贴药后渐觉痒热，一般经 4～6 小时，局部灼痛时取下，局部红肿、起小水疱，涂以红霉素软膏，以消毒纱布覆盖，每 2 日换药 1 次，一般经 5～7 天水疱自破或逐渐吸收，皮肤结痂脱落而恢复正常。贴敷时间，选择在每年农历初伏开始，经中伏至三伏结束，每隔 10 天贴 1 次，共贴 3 次。具有温阳逐饮、化痰止咳平喘等作用。适用于防止哮喘、慢性支气管炎复发。

(4)白芥子、细辛各21克,半夏、天南星各12克,生姜45克。前4味共研为末和匀,用生姜汁调成膏糊状备用。将膏糊分摊在6块油纸上,贴敷于肺俞、心俞、膈俞穴上,外用胶布固定,贴4～6小时取下。一般每隔10天贴1次,于初伏、中伏、末伏各贴1次,共贴3次;来年再贴,可连贴3～5年,效果逐年增加。具有扶正祛邪、温阳化饮、祛痰止咳平喘等作用。适用于预防哮喘发作。

(5)炙白芥子、桂枝、五味子、补骨脂各21克,细辛6克,麝香3克,新鲜生姜汁适量。前6味共研为末和匀,用生姜汁调成稠膏状备用。使用时,贴药膏于肺俞、心俞、膈俞穴,外用胶布固定;每年初伏、中伏、末伏第一天各贴敷1次,每次贴6～8小时,贴后用红外线照射治疗15分钟,以促进药物渗入吸收。如局部灼热疼痛难忍,可提前取下,可连贴3年以上。具有温阳化饮、补肾纳气、增强体质、减少感冒等作用,适用于预防哮喘发作。

(6)白芥子、甘遂、延胡索、制半夏各3份,细辛1份,冰片、薄荷各0.5份,老姜汁适量。前7味共研为末和匀,用老姜汁调成膏糊状,制成直径8毫米、厚3毫米的药饼备用。使用时,初伏第一天选取大椎、肺俞、风门、膻中穴,中伏第一天选取膏肓、定喘、百劳、肾俞穴,末伏第一天选取心俞、膈俞、大杼、身柱、天突穴。穴位局部皮肤常规消毒后,用梅花针轻轻叩刺,以皮肤微红为度,然后将药饼置于选定的穴位上,外用橡皮胶固定。一般贴药膏的时间为24小时,如因疼痛、皮肤发痒不能坚持者,可于12小时后取下;第二天,在贴敷的穴位处,以闪火法拔罐,留罐5分钟,取罐后,用75%医用酒精棉球消毒局部。治疗期间，忌食生冷食品。具有温阳利气、化痰逐饮等作用。适用于哮喘的预防。

## 18. 治疗哮喘的常用药枕方

(1)生黄芪、生白术各500克，麦冬、防风、黄精各300克，皂荚100克，藿香200克，雄黄适量。先将上述各味分别喷洒食醋少许，再烘干，后共研为粗末和匀，用纱布包裹缝好，装入枕芯，制成药枕，睡觉时使用。具有益气健脾、补肺固卫、化痰止哮等作用。适用于肺脾气虚型哮喘及哮喘反复感冒者。

(2)青礞石1 000克，天竺黄300克，石菖蒲、郁金、栀子、藿香各200克，明矾500克。先将明矾、青礞石打碎，再与其他药物一起烘干，共研为粗末和匀，用纱布包裹缝好，装入枕芯，制成药枕，睡觉时使用。具有宣肺化痰逐饮、顺气平喘止哮等作用。适用于痰饮内阻于肺之哮喘。

(3)五味子1 000克，米壳100克，当归300克，熟地黄、巴戟天、淫羊藿、乌梅各500克，仙茅400克，硫黄200克。各味烘干，共研为粗末和匀，用纱布包裹缝好，装入枕芯，制成药枕，睡觉时使用。具有补肾益肺、纳气归元、止咳平喘等作用。适用于肺肾两虚型哮喘。

(4)辛夷花、细辛各30克，白芷、荆芥、防风、羌活、川芎、薄荷、菊花、藁本各60克，檀香15克，山柰适量。各味共研为粗末和匀，用纱布包裹缝好，制成薄型枕芯，睡觉时与普通枕芯配合使用。具有疏风解表、通利鼻窍等作用。适用于哮喘有变态反应性鼻炎史，哮喘发作常有鼻塞、喷嚏等前驱症状表现者。

(5)石菖蒲、合欢皮各500克，侧柏叶400克。各味烘干，共研为粗末混匀，用纱布包裹缝好，装入枕芯，制成药枕，睡觉时使用。具有清热化痰、理中安神等作用。适用于哮喘痰热内扰咳喘、失眠者。

## 19. 治疗肺脾气虚型哮喘的中成药制剂

(1)如意定喘丸：具有宣肺定喘、止咳化痰、益气养阴等作用。适用于肺气阴两虚所致的哮喘、虚劳久咳、慢性支气管炎、肺气肿、肺心病等。每日3次，每次2～4丸，温开水送服。

(2)参贝北瓜膏：具有平喘化痰、润肺止咳、补中益气等作用。适用于哮喘气急、肺虚咳嗽、痰多津少等。每日3次，每次15克，开水冲服，或口含溶化后慢慢咽下。

(3)人参保肺丸：具有益气补肺、止咳定喘等作用。适用于肺气虚弱、津液亏损所致的虚劳久咳、气短喘促等。每日2～3次，每次2丸，温开水送服。

(4)理气定喘丸：具有祛痰止咳、补肺定喘等作用。适用于肺虚痰盛引起的咳嗽痰喘、胸膈满闷、心悸气短、口渴咽干等。每日2次，小蜜丸每次6克，或大蜜丸每次1丸，温开水送服。

(5)补肺丸：具有补益肺气、止咳平喘等作用。适用于肺气不足、气短喘咳、咳声低弱、干咳痰黏、咽干舌燥等。每日2次，每次1丸，温开水送服。

## 20. 治疗肺肾两虚型哮喘的中成药制剂

(1)固肾定喘丸：具有温肾纳气、健脾利水等作用。适用于脾肾两虚及肺肾气虚型哮喘、慢性支气管炎、肺气肿、老年人虚喘等。每日2～3次，每次1.5～2克，温开水送服。

(2)金咳息胶囊：具有补肺纳气、止咳平喘、理肺化痰等作用。适用于肺脾两虚、肾不纳气所致的久咳痰白、气喘阵作、动则益甚、疲乏无力、畏寒背冷，以及哮喘、慢性支气管炎迁延期、缓解期和轻度慢性阻塞性肺气肿见有上述症状者。每日 3 次，每次 4～5 粒（每粒重 0.4 克），温开水送服。

(3)固本咳喘片：具有益气固表、健脾补肾等作用。适用于哮喘、慢性支气管炎、肺气肿、支气管扩张等。每日 3 次，每次 3 片（每片重 0.3 克），温开水送服。

(4)七味都气丸：具有补肾纳气、涩精止遗等作用。适用于肾虚不能纳气、呼多吸少、喘促胸闷、久咳咽干气短、遗精盗汗、小便频数等。每日 2 次，每次 9 克，温开水送服。

(5)百令胶囊：具有补肺肾、益精气等作用。适用于肺肾两虚引起的咳嗽、气喘、咯血、腰背酸痛等。每日 3 次，每次 5 粒（每粒重 0.2 克），温开水送服。

## 21. 治疗寒哮的中成药制剂

(1)小青龙合剂：具有解表化饮、止咳平喘等作用。适用于风寒水饮、恶寒发热、无汗、咳喘痰稀等。每日 3 次，每次 10～20 毫升，摇匀后口服。

(2)寒喘膏药：具有温经逐寒、定喘止咳等作用。适用于哮喘、慢性支气管炎受寒后发作而气喘咳嗽等。用法为穴位敷贴，颈背第三颈椎下皮肤擦洗干净，也可用生姜擦洗干净，取药膏加热烘软，贴于颈下第三颈椎皮肤上即可，每日换贴 1 次。

(3)复方满山红糖浆：具有止咳、祛痰、平喘等作用。适用于哮喘、支气管炎之咳嗽及哮喘等。每日 3 次，每次 5～10 毫升，口服。

(4)风茄平喘膏：具有止咳、祛痰、平喘等作用。适用于防治哮喘及单纯性喘息型支气管炎等。外用于穴位贴敷，取第一组穴天突、大椎、定喘（双），第二组穴命门、肾俞（双）、足三里（双）；两组穴位每次各取1个，交替敷贴，天热时每天轮换1次，天冷时2～3天轮换1次，连用10天为1个疗程，可连用3～4个疗程，疗程间可休息1～3天。

（5）止喘灵气雾剂：具有舒张气管而平喘止咳等作用，且药性较强。适用于哮喘及喘息型支气管炎等；凡哮喘发作或有发作先兆感时，即可使用；洋金花性温，对寒哮及虚喘尤其适宜。于哮喘发作或有发作预兆感时喷雾吸入，通常每次口腔吸入2喷，不可过量。

## 22. 治疗热哮的中成药制剂

（1）哮喘宁片：具有镇咳定喘、消炎化痰等作用。适用于哮喘、慢性咳嗽气急等。每日3次，每次2片，温开水送服。

（2）海珠喘息定片：具有镇静平喘、祛痰止咳等作用。适用于哮喘、慢性支气管炎。每日3次，每次2～4片（每片重0.35克），温开水送服。

（3）百花定喘丸：具有清热化痰、润肺止咳等作用。适用于哮喘、慢性支气管炎、肺气肿引起的咳嗽气喘中医辨证属肺热阴伤者。每日2次，每次1丸（每丸重9克），温开水送服。

（4）祛痰灵口服液：具有清热、化痰、解毒等作用。适用于肺热痰喘、咳嗽痰多等。每日3次，每次30毫升，口服。

（5）银黄平喘气雾剂：具有平喘、止咳、祛痰等作用。适用于哮喘、喘息性支气管炎及其他原因引起的哮喘等，伴喘咳气急、痰鸣痰稠、咳出不利、胸闷胁胀、口渴喜饮、喘甚则汗出、不能平卧、舌红苔腻、脉滑数者。本品为气雾剂，使用时，将本品倒置，喷头圆孔对准口腔，在用力吸气的同时，立即按阀门上端喷头，药液成雾状喷入口腔，闭口数分钟即可。一般每次3～4喷，每次使用间隔为3～4小时（或遵医嘱使用），连用7日为1个疗程。

## 23. 哮喘合并慢性支气管炎的辨证施治方

哮喘合并慢性支气管炎者，在临床上十分多见。此类患者在哮喘急性发作期，以哮喘急性发作期的症状为主，宜按寒哮或热哮进行辨证施治，见前面介绍；在哮喘缓解期，常以慢性支气管炎的症状为突出表现，可按以下证型辨证施治。

（1）风寒犯肺型：症见喉痒咳嗽、喘急痰多、恶寒发热、头痛鼻塞、肢体酸楚，舌质淡、苔薄白，脉浮紧等。宜采用祛风散寒、宣肺化痰等治则。方用三拗汤加减，药用麻黄、甘草各6克，杏仁、荆芥、防风、前胡、紫苏子、半夏、紫菀各10克，桔梗9克，陈皮12克。每日1剂，水煎取汁，分早晚2次饮用。

（2）风热袭肺型：症见咳嗽、咽痛喉燥、咳痰不爽、痰黏或黄稠，常伴有发热微恶风、头痛肢楚、鼻流浊涕，舌质红、苔薄黄，脉浮数等。宜采用疏风清热、宣肺化痰等治则。方用桑菊饮加减，药用桑叶、杏仁、前胡、牛蒡子各10克，菊花、桔梗、连翘、黄芩各12克，薄荷9克，白茅根15克，甘草6克。每日1剂，水煎取汁，分早晚2次饮服。

（3）燥热伤肺型：症见干咳无痰，或痰少不易咳出，或见痰中带有血丝，鼻燥咽干，咳甚则胸痛，或有恶寒、身热等表证，舌质红、苔薄黄，脉数或浮数等。宜采用辛凉清肺、润燥化痰等治则。方用桑杏汤加减，药用桑叶、川贝母、栀子、黄芩各10克，杏仁、梨皮各9克，沙参、淡豆豉、瓜蒌皮各12克，甘草6克。

每日 1 剂,水煎取汁,分早晚 2 次饮服。

(4)肺脾两虚型:症见痰多色白或微黄,每遇风寒咳痰或咳喘发作加重、脘痞腹胀、纳差便溏、自汗气短、神疲乏力、易感冒,舌质淡、苔薄白,脉沉细或滑等。宜采用健脾益气、祛痰止咳等治则。方用六君子汤加减,药用党参、茯苓、生黄芪、山药各 12 克,白术、防风、紫菀、杏仁各 10 克,陈皮、半夏各 9 克,炙甘草 6 克。每日 1 剂,水煎取汁,分早晚 2 次饮用。

(5)肺肾两虚型:症见咳嗽吐痰、痰稀色白,时而喘促、动则加剧,面色暗淡、纳差脘痞、形瘦便溏,形寒肢冷、腰膝酸软,舌质淡、苔白滑,脉沉细无力等。宜采用温肾摄纳、益肺止嗽等治则。方用金匮肾气丸加减,药用制附子、半夏各 9 克,肉桂、炙甘草各 6 克,熟地黄、茯苓各 12 克,山药 15 克,山茱萸、泽泻、补骨脂、陈皮、当归、白芍各 10 克。每日 1 剂,水煎取汁,分早晚 2 次饮服。

## 24. 治疗哮喘合并慢性支气管炎的秘验方

(1)矮地茶 25 克,茯苓 15 克,紫菀、当归、陈皮、五味子、法半夏各 12 克,紫苏子、莱菔子、白芥子各 10 克。每日 1 剂,水煎取汁,分早晚 2 次饮服,连用 10 日为 1 个疗程。具有宣肺化痰、止咳平喘等作用。适用于哮喘合并慢性支气管炎。

(2)鱼腥草 30 克,炙麻黄、杏仁、黄芩、瓜蒌皮、前胡、炙紫菀、炙款冬花、炒地龙各 10 克。随症加减:痰黄难咳者,加桑白皮、葶苈子各 10 克;口干渴者,加芦根 30 克,南沙参 12 克;便干秘结者,加生大黄 10 克;痰白量多者,加姜半夏、紫苏子各 10 克。每日 1 剂,水煎取汁,分早晚 2 次饮用,连用 7 日为 1 个疗程。具有清肺化痰、止咳平喘等作用。适用于热喘合并慢性支气管炎。

(3)大枣15克,葶苈子(包)、白术、茯苓各12克,桂枝9克,炙甘草6克。随症加减:风寒犯肺型,加麻黄、干姜各6克,细辛3克;风热犯肺型,加鱼腥草30克,石膏(先煎)25克,黄芩10克;痰热壅肺型,加炒莱菔子15克,海浮石、浙贝母各12克,杏仁6克;痰湿阻肺型,加紫苏子12克,半夏10克,橘红、厚朴各6克。每日1剂,水煎取汁,分早晚2次饮服,连用2周为1个疗程。具有温阳化饮、泻肺平喘等作用。适用于哮喘合并慢性支气管炎。

(4)猪苓、五味子、葶苈子各15克,制半夏10克,麻黄、制附子、陈皮、桑白皮、党参、白芍、炙黄芪、川芎各9克,沉香6克。每日1剂,水煎取汁,分早晚2次饮用,连用10日为1个疗程。具有温补脾肾、化痰逐饮、止咳平喘等作用。适用于寒哮合并慢性支气管炎。

(5)苇茎30克,青天葵15克,连翘、黄芩、桃仁、丹参、桔梗、前胡、僵蚕各10克,麻黄、厚朴、牵牛子、橘红、全蝎、甘草各6克。随症加减:热甚者,加鱼腥草20克,桑白皮12克;痰黄稠似脓者,加瓜蒌、浙贝母各15克;喘息较重者,加地龙、紫苏子各10克;大便秘结者,加莱菔子10克,大黄6克。每日1剂,水煎取汁,分早晚2次饮用,连用10剂为1个疗程。具有清热化痰、宣肺活血、止咳平喘等作用。适用于哮喘合并慢性支气管炎。

(6)桑白皮、瓜蒌皮、茯苓各15克,黄芩、金银花、连翘、浙贝母各12克,桔梗、杏仁、法半夏、陈皮各10克,生甘草5克。每日1剂,水煎取汁,分早晚2次饮服,连用7日为1个疗程。具有清肺化痰、止咳平喘等作用。适用于哮喘合并慢性支气管炎痰热证者。

(7)麻黄、桂枝、白芍、炙紫苏子、白芥子各10克,制半夏8克,炒莱菔子、炙甘草各6克,干姜4.5克,五味子4克,细辛3克。随症加减:痰湿重者,加陈皮、茯苓各10克;寒郁化热、口渴者,加生石膏30克;喘息甚者,加射干、苦杏仁各10克;寒热交替者,去桂枝、白芍,加川贝母10克,桑白皮、枇杷叶各12克。每日1剂,水煎取汁,分早晚2次饮服,连用10日为1个疗程。具有解表散寒、温肺化饮、理气止咳等作用。适用于哮喘合并慢性支气管炎。

(8)黄芪30克,白术、桔梗、川贝母、防风各25克,杏仁、甘草各10克。随症加减:咳嗽重者,加枇杷叶12克;咳痰多者,加百部12克,瓜蒌15克;喘息气短者,加地龙、葶苈子各15克。每日1剂,水煎取汁,分早晚2次饮用,连用10剂为1个疗程。具有健脾益肺、实卫固表、化痰止咳等作用。适用于哮喘合并慢性支气管炎辨证属肺脾气虚者。

(9)山药30克,山茱萸、紫菀各15克,菟丝子、人参、桔梗各12克,百部、款冬花各10克,桂枝9克,北五味子6克,蛤蚧(研为末服用)3克。随症加减:痰白清稀量多者,加细辛2克,生姜3片;腹胀便溏者,加麦芽15克,木香10克;经常感冒者,加防风12克,白术15克,黄芪18克;小便失禁或尿后余沥者,加桑螵蛸10克,覆盆子12克。每日1剂,水煎取汁,分早晚2次饮服。具有补益肺肾、宣肺平喘等作用。适用于哮喘合并慢性支气管炎辨证属肺肾两虚者。

(10)桂枝、厚朴各6克,姜半夏、杏仁、射干各9克。每日1剂,水煎取汁,分早晚2次饮服。具有温肺散寒、化痰平喘等作用。适用于哮喘合并慢性支气管炎寒痰阻肺咳喘者。

(11)佛耳草、鱼腥草各30克,地龙15克,车前子12克。每日1剂,水煎取汁,分2~3次饮服;连用10日为1个疗程,可连用3个疗程。具有清热宣肺、化痰止咳定喘等作用。适用于哮喘合并慢性支气管炎痰热壅盛者。

(12)紫菀、款冬花各50克,百部25克,生姜3片,乌梅1个。前3味共研为末和匀,贮存备用。使用时,取药末15克,用生姜、乌梅煎汤调服,每日2次。具有止咳定喘等作用。适用于哮喘合并慢性支气管炎久咳不已、喘促者。

(13)紫河车粉50克,蛤蚧20克,桔梗、陈皮各15克。各味共研为细末和匀,装入空心胶囊(每粒重0.25克)。每日2次,每次3~4粒,空腹服用。具有理气平喘、补虚等作用。适用于哮喘合并慢性支气管炎喘促胸闷、气短乏力、动辄加剧等。

(14)党参、麦冬、五味子、黄芪各12克。每日1剂,水煎取汁,分早晚2次饮服。具有益气养阴、补肺纳气等作用。适用于哮喘合并慢性支气管炎出现肺气亏虚症状者。

(15)核桃仁30克,杏仁15克,生姜汁适量。前2味捣烂,放入生姜汁调匀,再加水炖汤,温热服用;一般每日1~2次,宜常服之。具有补肾纳气、化痰止咳等作用。适用于哮喘合并慢性支气管炎缓解期。

(16)川贝母、莱菔子各15克,共研为末和匀;代茶冲泡饮用,每日1剂。具有止咳化痰、下气促喘等作用。适用于哮喘合并慢性支气管炎咳嗽痰多者。

## 25. 治疗哮喘合并慢性支气管炎的中成药制剂

(1)止嗽立效丸:由麻黄、苦杏仁、石膏、甘草、葶苈子、罂粟壳、莱菔子组成。具有止咳、定喘、祛痰等作用。适用于风寒咳嗽、喘急气促等。每日 2 次，每次 1 丸(每丸重 9 克)，温开水送服。注意:外感风寒初起而咳者及心脏病者，慎用。

(2)消炎止咳片:由胡颓子叶、桔梗、太子参、百部、罂粟壳、麻黄、黄荆子、南沙参、穿心莲组成。具有消炎、镇咳、化痰、定喘等作用。适用于咳嗽痰多、胸闷气逆等。每日 3 次，每次 1 片(每片重 0.25 克)，温开水送服。注意:外感初起咳嗽者忌服，心脏病患者慎服，本品不可久服。

(3)蛇胆半夏片:由蛇胆汁、半夏组成。具有祛风化痰、和胃下气等作用。适用于呕吐咳嗽、痰多气喘等。每日 3～4 次，每次 2～4 片(每片重 0.3 克)，温开水送服。注意:咳嗽而未见呕吐症状、外感风寒或阴虚久咳者，忌服。

(4)清肺化痰丸:由胆南星、苦杏仁、法半夏、枳壳、黄芩、川贝母、麻黄、桔梗、白芥子、瓜蒌仁、陈皮、莱菔子、款冬花、茯苓、甘草组成。具有降气化痰、止咳平喘等作用。适用于肺热咳嗽、痰多作喘、痰涎壅盛、肺气不畅等。每日 2 次，每次 1 丸(每丸重 9 克)，温开水送服。注意:本品以祛邪为主，凡虚证咳嗽不宜使用;因本品含胆南星有毒，孕妇不宜使用。

(5)慢支固本颗粒:由黄芪、白术、防风、当归组成。具有补肺健脾、固表活血等作用。适用于慢性支气管炎非急性发作期之肺气虚、肺脾气虚证，症见乏力自汗、恶风寒、咳嗽咳痰、易感冒、食欲缺乏等。每日 2 次，每次 1 袋(每袋重 10 克)，开水冲服。注意:本品重在固本扶正，慢性支气管炎急性发作或咳喘较重者不宜用。

(6)参苏片:由党参、紫苏叶、葛根、前胡、茯苓、姜半夏、陈皮、枳壳、桔梗、甘草、木香、大枣、生姜组成。具有疏风散寒、祛痰止咳等作用。适用于体弱感受风寒、恶寒发热、头痛鼻塞、咳嗽痰多、胸闷呕逆等。每日 2～3 次,每次 3～5 片(每片重 0.3 克),温开水送服。注意:服药期间,忌食生冷、辛辣及油腻之品。

(7)消咳喘糖浆:由满山红、蔗糖、乙醇组成。具有止咳、祛痰、平喘等作用。适用于寒痰咳嗽等。每日 3 次,每次 10 毫升,口服。注意:肺热咳嗽、痰黄质黏者,慎用。

(8)止咳枇杷合剂:由枇杷叶、白前、桔梗、桑白皮、百部、薄荷脑组成。具有清肺、止咳、化痰等作用。适用于咳嗽痰多等。每日 3～4 次,每次 15 毫升,口服。注意:外感风寒及阴虚久咳者,禁忌服用。

## 26. 哮喘合并慢性阻塞性肺气肿的辨证施治方

根据哮喘合并慢性阻塞性肺气肿的临床表现不同,介绍其辨证施治方如下,可酌情选用。

(1)寒痰阻肺型:多因感受风寒而诱发,症见咳嗽气喘胸闷、咳清稀痰或泡沫痰、喉中痰鸣、恶寒发热,舌质淡红或暗淡、苔薄白,脉浮紧。宜采用温肺散寒、化痰平喘等治则。方用小青龙汤加减,药用紫石英(先煎)18 克,白术 15 克,紫苏子、五味子、半夏各 10 克,葶苈子、地龙、陈皮各 12 克,炙远志、干姜各 9 克,细辛 3 克,麻黄 8 克,甘草 6 克。每日 1 剂,水煎取汁,分早晚 2 次饮服。

(2)痰热壅肺型:症见胸膈满闷、咳嗽痰多、咳痰黄稠、咳吐不利、喘息气短气粗、喉中痰鸣、口渴身热、大便秘结、小便短赤,舌质暗红、苔黄腻,脉滑数等。宜采用清热化痰、止咳平喘等治则。方用定喘汤加减,药用鱼腥草 30 克,石膏 24 克,葶苈子 15 克,桑白皮、瓜蒌、陈皮、杏仁、黄芩各 12 克,川贝母、紫苏子、款冬花各10克，麻黄、甘草各6克。每日1剂，水煎取汁，分早晚2次饮服。

(3)痰浊阻肺型：症见咳嗽痰多、痰色白而黏滞、胸脘满闷、喉中痰鸣，甚则喘息不得卧、纳差恶心、口黏无味、大便溏泄、神疲嗜睡，舌质淡、苔白腻，脉滑等。宜采用健脾燥湿、化痰平喘等治则。方用二陈汤合三子养亲汤加减，药用陈皮、茯苓、莱菔子、炙紫菀、炙款冬花各12克，半夏、白芥子、紫苏子、苍术各10克，厚朴9克，沉香3克，砂仁、甘草各6克。每日1剂，水煎取汁，分早晚2次饮服。

(4)痰瘀阻肺型：症见咳嗽气喘，动则喘甚，喉中痰鸣、咳白痰或痰中带血丝、胸闷心悸，甚或水肿、口唇青紫，舌质紫暗或有瘀斑、舌苔白腻，脉细涩等。宜采用益气养阴、祛痰化瘀、止咳平喘等治则。方用生脉散合二陈汤加减，药用紫石英(先煎)20克，丹参、白术各15克，麦冬、五味子、陈皮、炙紫菀、川芎、杏仁、地龙、炙远志、建曲各12克，半夏、紫苏子各10克，人参9克，甘草6克。每日1剂，水煎取汁，分早晚2次饮服。

(5)肺脾两虚型：症见咳而无力、咳痰稀薄、喘促气短、自汗恶风、面色㿠白、形体消瘦、神疲乏力、纳呆食少、时常感冒，舌质淡胖、边有齿痕、舌苔薄白或薄白腻，脉细弱等。宜采用补益脾肺、止咳平喘等治则。方用补肺汤加减，药用黄芪24克，黄精、桑白皮、沙参各15克，太子参、陈皮、白术、紫菀各12克，防风、杏仁、五味子、僵蚕、川贝母各10克，蛤蚧(研为末冲服)3克，甘草6克，大枣6枚。每日1剂，水煎取汁，分早晚2次饮服。

(6)肺肾两虚型：症见咳嗽喘促气短，动则加重，呼多吸少、气不得续、形衰神疲、汗出肢冷、面色暗青，舌质淡、苔薄少，脉沉细弱等。宜采用补肾益肺、纳气定喘等治则。方用七味都气丸加减，药用熟地黄、补骨脂、核桃仁各15克，五味子12克，鹿角胶（烊化）、紫菀各10克，橘络、地龙、山茱萸、紫苏子各9克，人参8克，蛤蚧（研为末冲服）3克，甘草6克。每日1剂，水煎取汁，分早晚2次饮服。

## 27. 治疗哮喘合并慢性阻塞性肺气肿的秘验方

（1）黄芪、枸杞子、北沙参各10克，太子参15克，白术、山药、黄精各12克。随症加减：痰白难咳者，加桑白皮、浙贝母；胸闷者，加瓜蒌、郁金；心悸者，加炙远志、青龙齿；纳少腹胀者，加木香、茯苓、陈皮、谷芽、麦芽。每日1剂，水煎取汁，分早晚2次饮服。具有益气养阴、补益肺肾等作用。适用于哮喘合并慢性阻塞性肺气肿证属肺肾阴虚者。

（2）紫河车、党参各12克，淫羊藿、核桃仁、茯苓各15克，紫石英、炒白术、法半夏、陈皮、川贝母、五味子、炒莱菔子各10克，沉香5克，炒白芥子、炒紫苏子、炙甘草各6克。每日1剂，水煎取汁，分早晚2次饮服。具有补肾纳气、健脾益肺、化痰平喘等作用。适用于哮喘合并慢性阻塞性肺气肿。

（3）紫河车、法半夏、炒白芥子、炒莱菔子、炒紫苏子各9克，淫羊藿、紫石英各15克，沉香4克，潞党参、生白术各10克，茯苓12克，陈皮、炙甘草各6克。每日1剂，水煎取汁，分早晚2次温服。具有益气温肾、纳气平喘、补脾养肺等作用。适用于哮喘合并慢性阻塞性肺气肿。

（4）山药90克，玄参25克，白术、炒牛蒡子各15克，鸡内金10克。随症加减：气虚者，加黄芪、生晒参；阴虚者，加生地黄、百合、麦冬；阳虚者，加红参须、淡附子、蛤蚧；血瘀者，加丹参、桃仁、莪术；咳甚者，加川贝母、瓜蒌、杏仁；痰多者，加半夏、茯苓、陈皮；喘甚痰鸣者，加白芥子、紫苏子、白果；心悸夜寐不宁者，加龙骨、牡蛎。每日1剂，水煎取汁，分早晚2次温饮。具有补脾养肺益肾、止咳化痰平喘等作用。适用于哮喘合并慢性阻塞性肺气肿。

(5)陈皮、半夏、杏仁、蜜炙枇杷叶各15克，炒紫苏子、莱菔子、金银花各20克，桔梗10克，甘草5克。随症加减：咳嗽剧烈者，加川贝母、前胡；寒痰咳喘者，加炙麻黄、干姜；热痰者，加桑白皮、黄芩、瓜蒌；湿痰者，加胆南星、白芥子；肺脾气虚者，加黄芪、白术、防风；肺肾两虚者，加蛤蚧、核桃仁、补骨脂。每日1剂，水煎取汁，分早晚2次温服。具有清热解毒、化痰止咳等作用。适用于哮喘合并慢性阻塞性肺气肿。

(6)炙款冬花、葶苈子、炙半夏、白前、枳实各8～12克，桔梗、陈皮、川芎各6～10克，丹参10～15克。随症加减：寒饮射肺者，加炙麻黄、干姜、细辛；风寒表证者，加荆芥、防风、羌活；痰热壅肺者，加桑白皮、黄芩、栀子；风热表证者，加金银花、连翘、桑叶。每日1剂，水煎取汁，分早晚2次饮服。

(7)鱼腥草30克，地骨皮20克，桑白皮、丹参、紫苏子各15克，黄芩、当归各12克，紫菀、半夏、川贝母、桃仁、杏仁各10克，甘草6克。随症加减：热甚者，加败酱草、连翘；痰黄稠者，加海蛤壳、海浮石；瘀重者，加川芎、水蛭；喘甚者，加地龙、制麻黄；久咳不止者，加诃子、五味子；气虚者，加黄芪、党参；阴虚者，加沙参、麦冬；无热象者，去鱼腥草、黄芩；无瘀象者，去丹参、桃仁。每日1剂，水煎取汁，分早晚2次饮服。具有清热宣肺化痰、利气平喘止哮等作用。适用于哮喘合并慢性阻塞性肺气肿。

(8)麻黄5克,杏仁、茯苓、马鞭草各12克,五味子、红花各6克,桃仁、川芎、紫河车各10克,紫菀15克。随症加减:有表证者,加荆芥、防风;肺阴不足者,加沙参、麦冬;脾气虚者,加白术、山药;肺脾气虚者,加黄芪、白术、防风;肺肾两虚者,加补骨脂、蛤蚧、核桃仁;肺热壅盛者,加黄芩、龙胆草、地龙、鱼腥草;出现寒哮者,加细辛、白芥子、半夏。每日1剂,水煎取汁,分早晚2次饮服。具有通气道、活血脉、益肺肾、止咳喘等作用。适用于哮喘合并慢性阻塞性肺气肿。

(9)麻黄、黄柏各3克,白果12克,茶叶9克,冰糖适量。每日1剂,先将前3味水煎1次饮服;30分钟后,再用开水冲茶叶、冰糖,随意饮用。具有止咳定喘等作用。适用于哮喘合并慢性阻塞性肺气肿咳嗽、哮喘等。

(10)冬虫夏草3克,黄芪、核桃仁各15克,蜂蜜适量。前3味研为末入碗,加入蜂蜜调匀,隔水炖1小时左右,分早晚2次服用。具有补益肺肾、纳气平喘等作用。适用于哮喘合并慢性阻塞性肺气肿辨证属肺肾两虚者。

(11)薏苡仁200克,百合50克,黄芩20克,白糖适量。黄芩水煎取汁,入前2味煮成粥,加白糖调味即可。每日1剂,分早晚2次温服。具有补益肺脾、化痰利湿等作用。适用于哮喘合并慢性阻塞性肺气肿出现痰热壅肺症状者。

(12)蛤蚧1对,党参、黄芪各30克,米酒1 500毫升。各味入盛器,密闭浸泡1周即可。一般每日2次,每次5～10毫升,口服。具有补脾肾、止咳定喘等作用。适用于哮喘合并慢性阻塞性肺气肿气虚咳嗽气喘者。

(13)半夏9克,茯苓12克,陈皮、甘草各3克。每日1剂,水煎取汁,分早晚2次饮服。具有化痰降浊等作用。适用于哮喘合并慢性阻塞性肺气肿有痰浊阻肺症状者。

(14)核桃仁、补骨脂各 12 克,梨 1 个,柿饼 2 个。每日 1 剂,水煎取汁,分早晚 2 次饮服。具有补益肺肾、化痰止咳等作用。适用于哮喘合并慢性阻塞性肺气肿肺肾两虚者。

## 28. 治疗哮喘合并慢性阻塞性肺气肿的中成药制剂

(1)复方蛤青片:由干蟾、黄芪、白果、紫菀、苦杏仁、前胡、附子、五味子、黑胡椒组成。具有补气敛肺、止咳平喘、温化痰饮等作用。适用于肺虚咳嗽、气喘痰多、老年慢性气管炎、肺气肿,对喘息性支气管炎尤为适宜,对反复感冒者还有一定的预防作用。每日 3 次,每次 3 片(每片重 0.3 克),温开水送服。注意:外感咳喘、阴虚久咳者忌服。

(2)桂灵片:由麻黄、罂粟壳、苦杏仁、核桃仁、五味子、白豆蔻组成。具有收敛肺气、止咳定喘等作用。适用于肾虚作喘、肺虚久咳等。每日 2 次,每次 4 片(每片重 0.3 克),温开水送服。注意:咳喘因感冒、痰饮或肺热所致者不宜服用,孕妇忌服,不宜长期或超量服用。

(3)止咳定喘口服液:由麻黄、杏仁、甘草、石膏等组成。具有宣通肺气、止嗽定喘等作用。适用于表寒里热、咳嗽痰盛、喘促气逆、胸膈满闷,急、慢性支气管炎,肺气肿等。每日 2～3 次,每次 10 毫升,口服。注意:外感风寒而未化热者及阴虚久咳者,忌服。

(4)清金宁肺丸:由陈皮、法半夏、化橘红、甘草、麻黄、苦杏仁、茯苓、五味子、桔梗、厚朴、沉香、桂枝、白芥子、瓜蒌仁、川贝母、浙贝母、款冬花、百部、地骨皮、白及组成。具有祛痰、止嗽、定喘等作用。适用于肺失清肃引起的咳嗽白痰、胸满气喘、睡眠不安、精神疲倦等。每日 2 次，每次 3～6 克（每 100 粒重 6 克），温开水送服。注意：孕妇及感冒咳喘、痰黏色黄者慎用，高血压病、青光眼、燥咳无痰及劳嗽咯血者忌服。

(5)十六味冬青丸：由冬青叶、石榴、石膏、肉桂、白豆蔻、木香、丁香、甘草、白葡萄干、沉香、拳参、荜茇、红花组成。具有宽胸顺气、止嗽定喘等作用。适用于寒嗽痰喘、胸满腹胀、头昏水肿等。每日 1～2 次，每次 1 丸（每丸重 6 克），温开水送服。注意：服药期间忌食生冷、辛辣及油腻之品。

(6)慢支紫红丸：由矮地茱、红背叶根、猪胆浸膏、五指毛桃、山药组成。具有健脾祛湿、顺气化痰、消炎镇咳等作用。适用于咳嗽痰多、气促、慢性支气管炎、肺气肿等。每日 3 次，每次 3 克，温开水送服。连用 10 日为 1 个疗程，停药 1～2 天后可继续服至 3 个疗程。注意：孕妇慎服。

(7)七味葡萄散：由白葡萄干、石膏、红花、甘草、香附、肉桂、石榴组成。具有清肺止咳定喘等作用。适用于虚劳咳嗽、年老气喘、胸满郁闷等。每日 1～2 次，每次 3 克，开水冲服。注意：服药期间忌食生冷、辛辣及油腻之品。

(8)青石冲剂：由麻黄、桂枝、白芍、干姜、细辛、甘草等组成。具有解表化饮、清热止咳、祛痰平喘等作用。适用于表寒里饮化热所致的咳嗽气喘，症见恶寒发热、咳嗽喘促、痰稀色白量多或淡黄、舌质淡红苔滑润、脉浮数或滑数；或上呼吸道感染，急、慢性支气管炎，肺气肿有上述症状者。每日 3 次，每次 1 袋（每袋重 10 克），开水冲服。注意：干咳、虚咳者忌服。

## 29. 哮喘合并慢性肺源性心脏病的辨证施治方

根据哮喘合并慢性肺源性心脏病的临床表现不同，中医可将其分为以下5型辨证施治。

(1)外寒内饮型:症见咳逆喘满不得卧、气短气急、喉中痰鸣、咳痰稀白呈泡沫状、胸部膨满、口干不欲饮、周身酸楚、恶寒、面色青黯,舌质暗淡、舌体胖大、舌苔白滑,脉浮紧等。宜采用温肺散寒、降逆涤痰等治则。方用小青龙汤加减,药用白芍、白术各15克,葶苈子、地龙、陈皮各12克,五味子、半夏、紫苏子各10克,前胡、干姜各9克,细辛3克,麻黄、桂枝、甘草各6克。每日1剂,水煎取汁,分早晚2次饮服。

(2)痰热壅肺型:症见咳逆喘息气粗、喉中痰鸣、烦躁、胸满闷、痰黄质黏稠难以咳出、口渴喜冷饮、面红身热、大便干结、小便黄赤,舌质红、苔黄或黄腻,脉数或滑数等。宜采用清肺化痰、降逆平喘等治则。方用桑白皮汤加减,药用鱼腥草30克,石膏24克,桑白皮、葶苈子各15克,紫苏子、半夏、川贝母各10克,瓜蒌、陈皮、黄芩各12克,麻黄9克,大枣6枚,生姜、甘草各6克。每日1剂,水煎取汁,分早晚2次饮服。

(3)水饮凌心型:症见咳痰清稀、咳喘气逆、心悸不宁、不得平卧、面浮、下肢水肿,甚则一身悉肿、面唇青紫、脘腹痞满、纳差便溏、尿少怕冷,舌体胖质黯、苔白滑,脉沉细或结代等。宜采用温肾健脾、利水化饮等治则。方用真武汤合五苓散加减,药用葶苈子15克,白术、茯苓、白芍、猪苓、泽泻、陈皮各12克,制附子、生姜、桂枝、甘草各6克,大枣6枚。每日1剂,水煎取汁,分早晚2次饮服。

(4)肺肾气虚型:症见呼吸浅短难续、声低怯,甚则张口抬肩、倚息不能平卧、咳嗽痰多、胸闷心悸,舌质淡或黯紫、苔白滑,脉沉细数或结代等。宜采用补肺纳肾、降气平喘等治则。方用补虚汤合参蛤散加减,药用黄芪18克,桑白皮15克,茯苓、五味子、半夏、陈皮、桃仁、核桃仁各12克，紫菀10克，人参、厚朴各9克，蛤蚧(研末冲服)3克，干姜、甘草各6克。每日1剂，水煎取汁，分早晚2次饮服。

(5)气虚血瘀型:症见咳喘无力、气短难续、喉中痰鸣、痰吐不利、心悸胸闷、面色晦暗、唇甲发绀、神疲乏力，舌质淡黯、苔薄少，脉细涩等。宜采用益气活血、止咳化痰等治则。方用玉屏风散合生脉饮加桃红四物汤加减，药用黄芪18克，白术15克，桃仁、防风、紫苏木、五味子各10克，党参、麦冬、核桃仁、赤芍、前胡、桔梗、瓜蒌皮各12克，蛤蚧(研末冲服)3克，红花、甘草各6克。每日1剂，水煎取汁，分早晚2次饮服。

## 30. 治疗哮喘合并慢性肺源性心脏病的秘验方

(1)葶苈子、太子参、黄芪各30～60克，桑白皮30～40克，丹参30克，泽泻、当归、车前子、五味子、麦冬各15克，法半夏、陈皮各10克。随症加减:咳嗽甚、痰白量多者，重用桑白皮、葶苈子、法半夏、陈皮，酌加百部;痰不易咳出者，加紫菀;痰黄稠、舌红苔黄者，重用桑白皮、麦冬，酌加竹茹，太子参、黄芪减量;心悸、气短、水肿明显者，重用太子参、黄芪、泽泻。每日1剂，水煎取汁，再浓缩至300～400毫升，分早晚2次温服。具有泻肺利水宁心、益气活血化瘀、化痰止咳平喘等作用。适用于哮喘合并慢性肺源性心脏病。

(2)全瓜蒌30克，法半夏、茯苓各15克，薤白、杏仁、陈皮、桃仁、地龙各12克，炙麻黄9克，甘草6克。随症加减:外感偏寒者，用生麻黄;外感偏热者，加生石膏;阳虚水泛者，加附子、白芍、白术、生姜。每日1剂，水煎4次，合并药汁，分4次温服;连用7日为1个疗程，可连续治疗2个疗程。具有祛瘀化痰、宽胸理肺、止咳平喘等作用。适用于哮喘合并慢性肺源性心脏病。

(3)黄芪、紫菀、款冬花各30克，茯苓25克，半夏、葶苈子各15克，党参、白术、干姜、陈皮各10克，细辛、五味子各6克，甘草5克。随症加减：喘甚者，加麻黄；心悸喘促者，加人参；水肿者，加防己；四肢逆冷者，加附片、肉桂。每日1剂，水煎取汁，分早晚2次温服。具有补肺益气、止咳平喘等作用。适用于哮喘合并慢性肺源性心脏病。

(4)半夏、茯苓、杏仁、桃仁、赤芍各12克，丹参20克，陈皮9克。随症加减：寒痰郁肺者，加麻黄、桂枝、紫苏子、紫菀、款冬花、细辛；痰热郁肺者，加麻黄、浙贝母、桑白皮、鱼腥草、黄芩、地骨皮；阳虚水泛者，加熟附子、红参、葶苈子、泽泻、桑白皮。每日1剂，水煎取汁，分早晚2次温服。具有豁痰活血、止咳平喘等作用。适用于哮喘合并肺源性心脏病急性发作者。

(5)板蓝根、益母草各30克，陈皮20克，桂枝、半夏、款冬花、白前各15克，当归、川芎、赤芍、甘草各10克，炙麻黄、细辛各6克。每日1剂，水煎取汁，分早晚2次温服，连用10剂为1个疗程。具有温化寒痰、活血化瘀等作用。适用于哮喘合并慢性肺源性心脏病急性发作期以寒痰兼血瘀为突出表现者。

(6)苇茎30克，百合、沙参、丹参、茯苓、鱼腥草各15克，当归、麦冬、炒杏仁、浙贝母各12克。随症加减：脾虚痰湿者，加陈皮；心气不足者，加太子参；气虚血瘀者，加当归、丹参。每日1剂，水煎取汁，分早晚2次温服。具有养阴润肺、化痰止咳等作用。适用于哮喘合并慢性肺源性心脏病辨证属阴虚痰热者。

(7)葶苈子30克，当归、桂枝、赤芍、太子参、桑白皮各10克，大枣6枚，通草、细辛各3克。随症加减：脾肾阳虚、咳痰清稀者，加茯苓、白术；阳虚水泛、肢体肿甚者，加附子、大腹皮；痰热壅盛者，加鱼腥草、半枝莲；瘀血重者，加泽兰、紫苏木；大便秘结者，加大黄。每日1剂，水煎取汁，分早晚2次温服。具有温阳益气、化痰逐饮、利水定喘等作用。适用于哮喘合并慢性肺源性心脏病心力衰竭者。

(8)熟附子、五味子、枸杞子、何首乌、生地黄、补骨脂、菟丝子、川芎、当归、黄柏、赤芍、丹参、陈皮、半夏、核桃仁各9克，肉桂3克。随症加减：气阴两虚兼有血瘀者，加黄芪、沙参、麦冬、玄参、知母。各味共研为末和匀，炼蜜为丸，每丸重9克，备用。使用时，每日3次，每次1丸，温开水送服，可连用4～6个月。具有补益肺肾、扶正固本、止咳化痰、纳气定喘等作用。适用于哮喘合并慢性肺源性心脏病缓解期者。

(9)黄芪30克，当归、赤芍各15克，桃仁、红花、地龙、川芎各10克。每日1剂，水煎取汁，分早晚2次服用。具有补益气血、活血化瘀、理气定喘等作用。适用于哮喘合并慢性肺源性心脏病。

(10)杏仁、川贝母、紫河车各30克，人参15克，蛤蚧1对。各味共研为末和匀，制成散剂备用。每日2～3次，每次3克，温开水送服。具有益气定喘、化痰止咳等作用。适用于哮喘合并慢性肺源性心脏病虚喘等。

(11)党参、黄芪各200克，白术150克，蛤蚧5对，防风30克，蜂蜜适量。前5味共研为末和匀，以蜂蜜为丸，备用。每日2次，每次1丸(每丸重6克)，温开水送服，连用3个月为1个疗程。具有益气健脾、益肺纳肾、定喘等作用。适用于哮喘合并慢性肺源性心脏病肺脾肾俱虚者。

(12)半夏9克，去皮炙皂角刺6克，甘草3克，生姜3片。

每日1剂,水煎取汁,分早晚2次温服。具有化痰止咳平喘等作用。适用于哮喘合并慢性肺源性心脏病痰喘等。

(13)人参3克,五味子20粒。共研为末和匀,制成散剂,备用。每日2～3次,每次2～3克,温开水送服。具有补益肺肾、纳气平喘等作用。适用于哮喘合并慢性肺源性心脏病虚喘者。

(14)核桃仁500克,杏仁150克,蜂蜜适量。前2味研为末,炼蜜为丸,备用。每日2次,每次1丸(每丸重10克),温开水送服。具有补肾纳气、化痰止咳、平喘等作用。适用于哮喘合并慢性肺源性心脏病虚喘。

(15)炒桑白皮、炒葶苈子各等份,共研为细末和匀备用。每日1～3次,取药末9～12克,水煎取汁,分1～3次饮用。具有清热宣肺、止咳定喘等作用。适用于哮喘合并慢性肺源性心脏病痰喘、热喘等。

## 31. 治疗哮喘合并慢性肺源性心脏病的中成药制剂

(1)金水宝片:由冬虫夏草菌粉制成。具有补肾保肺、秘精益气等作用。适用于慢性支气管炎、哮喘、慢性阻塞性肺气肿、慢性肺源性心脏病出现肺肾两虚、精气不足症状者。每日3次,每次5片,温开水送服。注意:服药期间忌食生冷、辛辣及油腻之品。

(2)新碧桃仙片:由淫羊藿、百部、夏枯草、何首乌、马兜铃、知母、粉萆薢、土茯苓、鸡胆汁、甘草酸胺组成。具有镇咳、祛痰、平喘、消炎等作用。适用于哮喘合并慢性肺源性心脏病引起的咳嗽、痰多、气喘者。每日3次,每次4～8片(每片重0.3克),温开水送服;症状缓解后,服用量可酌减。

(3)消痰益康糖浆：由满山红、人参叶、黄芪、枸杞子组成。具有祛痰止咳、补阳益气、纳肾平喘等作用。适用于哮喘合并慢性肺源性心脏病、久咳、慢性气管炎等。每日 3 次，每次 10 毫升，口服。注意：服药期间忌食生冷、辛辣及油腻之品。

(4)祛痰止咳冲剂：由党参、半夏、芫花、甘遂、紫花杜鹃、明矾组成。具有健脾燥湿、祛痰止咳等作用。适用于哮喘合并慢性肺源性心脏病、慢性支气管炎、肺气肿引起的咳嗽痰多、喘息等。每日 2 次，每次 1～2 袋(每袋重 6 克)，开水冲服。注意：外感咳嗽、阴虚久咳者忌服。

(5)五加参蛤蚧精：由刺五加、蛤蚧、肉苁蓉、人参、人参露组成。具有补肺气、益精血等作用。适用于元气亏虚、肺虚久咳、病后虚弱、哮喘合并慢性肺源性心脏病肺肾两虚者。每日 2 次，每次 1 支(每支 10 毫升)，口服。注意：外感咳嗽者不宜服用。

(6)人参固本丸：由人参、生地黄、熟地黄、山茱萸、山药、泽泻、牡丹皮、茯苓、麦冬、天冬组成。具有滋阴益气、固本培元等作用。适用于阴虚气弱、虚劳咳嗽、心悸气短、骨蒸潮热、腰酸耳鸣、遗精盗汗、大便干燥等。每日 2 次，每次 1 丸(每丸重 9 克)，温开水送服。注意：服药期间忌食生冷、辛辣及油腻之品。

(7)参附强心丸：由人参、附子、桑白皮、猪苓、葶苈子、大黄等组成。具有益气助阳、强心利水等作用。适用于慢性心力衰竭引起的心悸气短、胸闷喘促、面肢水肿等。每日 2～3 次，每次 2 丸(每丸重 3 克)，温开水送服。注意：服药期间忌食生冷、辛辣及油腻之品，应低盐饮食。

# 三、哮喘患者饮食调养

## (一)饮食调养原则及饮食宜忌

### 1. 哮喘会影响机体的营养代谢

哮喘为一种营养消耗较大的疾病,哮喘反复发作,特别在哮喘持续状态时,这种消耗就更为明显。哮喘的营养消耗,与其发病时机体的缺氧程度密切相关。哮喘对机体营养代谢的影响,主要表现在以下3个方面。

(1)营养不良:氧对于整个机体,直到每一个细胞,都是不可缺少的。哮喘发作时,由于呼吸困难,导致缺氧,可对机体各系统及其物质代谢发生一系列的影响。缺氧对消化系统的影响,一方面使胃肠蠕动减慢,使消化功能减弱;另一方面,缺氧使三磷腺苷(ATP)的合成受到影响,使人懒得动,使胃肠道及各种肌肉组织血流量减少。二者均可引起患者食欲缺乏、进食量减少,进一步导致营养不良。哮喘致营养不良,小儿患者比成人表现得更为明显。

(2)代谢性缺铁:机体为了从哮喘缺氧状态中提高对氧的摄取量,以减轻组织缺氧状态,会出现代偿性反应,使作为运氧工具的红细胞和血红蛋白增多。为了有利于这种代偿作用的发挥,作为血红蛋白主要组成成分之一的铁的每日供给量,必须相应增加。

(3)失水:哮喘发作时,因为肺过度通气,张口呼吸,出汗多,饮食少,常使患者缺水,并致痰液黏稠而不易咳出。要使哮喘发作缓解,首先应使痰液咳出,此时首要的是纠正失水,也只有在纠正失水的基础上,祛痰剂才能发挥应有的作用。

## 2. 哮喘患者对主要营养素的供给要求

(1)总热量供给应与正常人相近:哮喘患者每天需要的总热量宜保持在 7 950～10 042 千焦(1 900～2 400 千卡)。供给热量的主要食物可按照患者平时的饮食量进食,但应少吃面食。

(2)三大主要产热营养素供给量应合适:应供给哮喘患者以优质蛋白质,每日供给量应在 60～80 克。患者因反复哮喘,肺部反复发生炎症,大多数患者因营养不足而消瘦,抵抗力下降。对这类患者应补充足够的优质蛋白质,以满足炎症修复和营养补充的需要。适合哮喘患者的蛋白质含量高的食物,见表 3-1。哮喘患者脂肪的供给量不宜偏高,每日以 50～60 克为宜。摄入脂肪过多,既影响食欲和胃肠道的消化吸收,又易生痰湿,对病情不利。哮喘患者应以进食植物油为主,适用于哮喘患者的含脂肪量高的食物,见表 3-2。哮喘患者糖(碳水化合物)的供给量,每日以 300～380 克为宜。糖含量高的食物主要为谷类(73～77 克/100 克)和豆类(49～59 克/100 克)。

表 3-1　蛋白质含量高的食物

| 食物名称 | 蛋白质含量(克/100 克) | 食物名称 | 蛋白质含量(克/100 克) |
|---|---|---|---|
| 鸡肉 | 21.5 | 腐竹 | 50.5 |
| 猪肝 | 21.3 | 大豆粉 | 40.0 |
| 兔肉 | 21.2 | 青豆 | 37.0 |
| 牛瘦肉 | 20.3 | 蚕豆 | 29.4 |
| 猪瘦肉 | 15.7 | 绿豆 | 23.8 |
| 鹅肉 | 10.8 | 葵花子 | 23.1 |
| 鱼松 | 59.9 | 豇豆 | 22.0 |
| 黑鱼 | 19.8 | 芝麻 | 21.9 |
| 甲鱼 | 17.3 | 豆腐干 | 19.2 |
| 鲫鱼 | 13.0 | 核桃仁 | 15.4 |

表 3-2　脂肪含量高的食物

| 食物名称 | 脂肪含量(克/100 克) |
|---|---|
| 植物油 | 100 |
| 芝麻 | 61.7 |
| 核桃仁 | 53.0 |
| 芝麻酱 | 52.9 |
| 葵花子 | 51.1 |
| 青豆 | 18.3 |
| 鱼肝油 | 100 |
| 猪瘦肉 | 29.2 |
| 牛肉 | 10.2 |

(3)维生素 A、B 族维生素、维生素 C 的供给量应比正常人高:维生素 A,具有维持人体正常发育和增强机体抗病能力等作用。B 族维生素、维生素 C,是参与各种代谢的重要物质,并

有增加食欲、促进肺部炎症减轻的作用。哮喘患者的供给量要求比正常人高。适用于哮喘患者的含维生素 A、B 族维生素、维生素 C 高的食物，见表 3-3、表 3-4、表 3-5。

**表 3-3 维生素 A 和 β-胡萝卜素含量高的食物**

| 食物名称 | 维生素 A 含量（国际单位/100 克） | 食物名称 | β-胡萝卜素含量（毫克/100 克） |
|---|---|---|---|
| 鸡肝 | 50 900 | 黄胡萝卜 | 3.62 |
| 羊肝 | 29 900 | 菠菜 | 3.87 |
| 牛肝 | 18 300 | 荠菜 | 3.20 |
| 鸭肝 | 8 900 | 油菜 | 3.15 |
| 猪肝 | 8 700 | 小白菜 | 2.95 |
| | | 雪里蕻 | 2.69 |
| | | 太古菜 | 2.63 |

**表 3-4 维生素 $B_1$、维生素 $B_2$ 含量高的食物**

| 食物名称 | 维生素 $B_1$ 含量（毫克/100 克） | 食物名称 | 维生素 $B_2$ 含量（毫克/100 克） |
|---|---|---|---|
| 小米 | 0.57 | 羊肝 | 3.72 |
| 标准面 | 0.46 | 猪肝 | 2.11 |
| 糙米 | 0.34 | 鳝鱼 | 0.96 |
| 玉米 | 0.34 | 蚕豆 | 0.27 |
| 花生仁 | 1.03 | 豆豉 | 0.34 |
| 豌豆 | 1.02 | 干口蘑 | 2.53 |
| 大豆 | 0.79 | 桂圆 | 0.55 |
| 绿豆 | 0.53 | | |
| 猪肉 | 0.53 | | |
| 猪肝 | 0.40 | | |
| 干酵母 | 32.80 | | |

**表 3-5　维生素 C 含量高的食物**

| 食物名称 | 维生素 C 含量（毫克/100 克） | 食物名称 | 维生素 C 含量（毫克/100 克） |
|---|---|---|---|
| 红柿椒 | 159 | 四季豆 | 57 |
| 菜花 | 88 | 荠菜 | 55 |
| 芥菜 | 86 | 油菜 | 51 |
| 苦瓜 | 84 | 刺梨 | 2 585 |
| 雪里蕻 | 83 | 鲜枣 | 540 |
| 甘蓝 | 76 | 沙田柚 | 123 |
| 太古菜 | 76 | 红果 | 89 |
| 小白菜 | 60 | 橙 | 49 |

(4)钙的供给量应充足：钙除具有促进生长发育的功能外，还具有抗过敏等作用。对哮喘患者，特别是小儿哮喘患者，钙的供给量应充足。含钙量较高的食物有猪、羊排骨及其他骨头，瘦肉，豆类，各种杂粮及新鲜蔬菜等。海产品如鱼、虾、蟹及牛奶等，虽含钙量较高，但因属过敏性食物，对其过敏者应尽量少吃或不吃。

(5)铁的供给量应增加：因哮喘患者可发生代偿性缺铁，故每天铁的供给量应比正常人高些，才能满足机体的需要。适用于哮喘患者的含铁量较高的食物，见表 3-6。

(6)多饮水：哮喘患者多饮水，不但可补充失水，而且还可以稀释痰液，有利于黏稠痰液的排出。要鼓励轻中度哮喘患者多饮水，以补充哮喘发作时的失水；危重哮喘患者，不能进食的，可用静脉补液，在心功能尚好的情况下，每天补液量不应少于 2 500 毫升。

表 3-6　含铁量较高的食物

| 食物名称 | 含铁量(毫克/100 克) |
|---|---|
| 干蘑菇 | 188.5 |
| 黑木耳 | 185.0 |
| 芝麻酱 | 58.0 |
| 芝麻 | 50.0 |
| 银耳 | 30.0 |
| 黑豆 | 10.5 |
| 猪肝 | 25.0 |
| 猪血 | 15.0 |
| 羊肾 | 11.7 |
| 牛肾 | 11.4 |

## 3. 哮喘患者饮食调养的目的及相应的饮食要求

(1)纠正营养不良,可采用含质优量足的蛋白质、多种维生素及较多糖类的膳食,但脂肪供给量应适宜。

(2)对于肥胖患者,脂肪供给量宜低,以达到去痰湿与适当减肥的目的。

(3)减轻呼吸迫促所引起的咀嚼、吞咽困难,可用软饭或半流质(不含坚硬、多筋的食物)饮食,既有利于消化呼吸,又可防止食物反流。

(4)避免食用产气食物,如地瓜、韭菜、黄豆、面食等,应多食用碱性食物。

(5)根据病情需要,以各种形式如饮料、汤等,增加液体摄入量,以防止和纠正脱水,对发热患者尤为重要。

(6)应增加膳食中钙、铁的摄入,可经常食用排骨或大骨头萝卜黑木耳汤。此汤营养丰富而不腻，且钙、铁含量较高，其中萝卜还具有消积化痰理气等作用。对哮喘痰多者更为适宜。

## 4. 一般哮喘患者的饮食内容安排及食谱举例

(1)饮食内容安排：谷类250～350克，可用大米、玉米、小米、赤小豆、绿豆等；肉类150～200克，可用猪瘦肉、牛肉、母鸡肉、兔肉、猪肝、牛肝、羊肝、黑鱼、鲫鱼等；蔬菜500克，可用大白菜、菠菜、油菜、芹菜、卷心菜、苋菜、柿子椒、白萝卜、红萝卜(胡萝卜)、西红柿、黄瓜、冬瓜等；水果200克，可用梨、刺梨、红果、橘子、橙子、柠檬、苹果、香蕉等；豆浆250～500毫升。

(2)食谱举例：①早餐，大米粥、金银卷(玉米粉、面粉各半)、卤猪肝；午餐，米饭、清蒸黑鱼、素炒青菜豆腐；晚餐，猪肉白菜馅水饺、骨头萝卜黑木耳汤；水果，香蕉。②早餐，糖豆浆、麻酱饼、拌三丝(青椒、牛肉、香干)；午餐，米饭、清蒸鸡块、素炒苋菜；晚餐，玉米粥、熘肚片、糖醋卷心菜；水果，苹果。

## 5. 哮喘患者的饮食调养原则

(1)应根据辨证施治进食。食物与中药一样，也有“寒、凉、温、热”四气和“辛、甘、酸、苦、咸”五味的不同属性，故哮喘患者在进行饮食调养时，必须根据不同的病情表现，在辨证的基础上立法、配方、制膳，以满足机体所需的食疗、食补及营养的不同要求，尽量做到合理搭配、对症施食。

(2)一般来讲，辨证饮食调养作用较弱，还应注意与药物治疗、针灸治疗、情志调节等其他方法配合应用，以发挥综合治疗的作用，才能提高临床疗效。

(3)饮食调养也要讲究疗程，不宜长时间单纯食用某一个方子，或者某一种或某一类食物及药食兼用品，以防饮食调养过程中的偏食。

(4)由于多数哮喘患者为“过敏性体质”，往往对多种食物及某些食物及药食兼用品过敏，故饮食调养原则上要求尽量单纯化，即多吃一些常见的不易引起哮喘发作的食物，少吃那些易引起过敏的食物，或从少量开始食用，一旦出现过敏征象，就立即停止食用。

## 6. 哮喘急性发作时的饮食调养原则

(1)已知某些食物会引起过敏，诱发哮喘发作，应绝对禁忌接触和食用，也应避免食用一切“发物”。中医所说的“忌口”，就是平时所说的忌“发物”。“发物”，一般是指食后能引起旧病复发、新病加重的食物。如水产中的带鱼、黄鱼、蚶子、蛤蜊、鲤鱼、鲢鱼、螃蟹、虾等；畜产肉类中的猪头肉、鸡头、羊肉、狗肉、驴肉、马肉等；蔬菜中的韭菜、芹菜、笋、秋茄子等；调味品中的葱、蒜、椒、酒、甜酒酿等，均可算为“发物”。“发物”的范围很广，有时可将荤腥食物都看作为“发物”。因为过食荤腥可发病动风，炙煿厚味可助火生痰，导致脾为湿热所困，使哮喘发作等加重。所以，忌食“发物”有利于哮喘好转或痊愈。

(2)哮喘急性发作时，特别是哮喘持续状态时，宜进流质与半流质饮食，并尽量鼓励患者多饮水，以补充失水和有利于痰液的排出。

(3)饮食应少量多餐，不可过饱，以免哮喘发作加重。

(4)调味宜清淡，避免过咸，绝对避免冷饮、冷食，否则会刺激呼吸道产生咳嗽等症状，对控制哮喘发作不利。

(5)绝对禁止吸烟、饮酒,也不能闻烟味,不服用产气及辛辣刺激性食物。

## 7. 慢性哮喘反复发作期的饮食调养原则

(1)慢性哮喘反复发作期,中医辨证有寒、热、虚、实之分,饮食调养原则也应有所不同。实喘者,饮食宜清淡;忌食滋腻厚味煎炸,以免助热生痰;虚喘者,饮食宜滋补,以增强体质,减少、减轻反复发作的次数及程度;寒喘者,宜食温热性食物;热喘者,宜食寒凉性食物。食物与中药一样,也有"四气""五味"的属性,其中凉与寒类同而次于寒,温与热类同而次于热。还有一类偏凉偏温不明显的食物,称为平性食物。食物的性味不同,功效和作用也各异。故在饮食调养中,为了获得预期的调养效果,根据疾病的辨证属性选用食物是至关重要的。常见食物的"四气"属性,见表3-7。

表3-7 食物的"四气"属性

| "四气"属性类别 | 食物名称 |
| --- | --- |
| 凉性与寒性食物 | 小米、荞麦、绿豆、薏苡仁、兔肉、田鸡、甲鱼、豆腐及豆制品、菠菜、油菜、苋菜、蕹菜、西洋菜、苦菜、白萝卜、藕节、荸荠、慈姑、冬瓜、黄瓜、丝瓜、苦瓜、西瓜、甜瓜、梨、柑橘、橙子、柚、香蕉、枇杷、杧果、甘蔗、茶叶等 |
| 温性与热性食物 | 高粱、母鸡肉、鹅肉、牛肉、猪肝、猪肚、雀肉、鹿肉、紫河车、熊掌、饴糖、红糖、麦芽糖、生姜、刀豆、芥菜、芫荽、栗子、大枣、核桃仁、荔枝、桂圆肉、杏子、桃子、樱桃、石榴、乌梅等 |
| 平性食物 | 大米、玉米、糯米、黑豆、猪瘦肉、猪肺、鹌鹑、鸽蛋、鲫鱼、龟肉、燕窝、蜂乳、白菜、胡萝卜、扁豆、山药、苹果、葡萄、百合、无花果、黑芝麻、白木耳、黑木耳等 |

（2）忌食已知能诱发哮喘发作的过敏性食物，也应尽量避免食用一切“发物”。

（3）宜进半流质或软饭饮食，多饮水，以利于浓痰的稀释与咳出。饮食应少量多餐，不宜过饱。

（4）呼吸道有炎症时，饮食宜清淡，不宜过咸，否则会因水钠潴留而促使炎症加剧，并刺激呼吸道产生咳嗽、气促等症状，使哮喘反复发作加剧。

（5）忌烟、酒、辛辣刺激性及产气食物，以避免刺激引起咳喘加重。

## 8. 哮喘缓解期的饮食调养原则

（1）缓解期的饮食，应富含优质蛋白质、维生素 A、维生素 C 及糖类等，以增强体质和抗病能力，并保证热量的供给。根据缓解期的辨证类型不同，可选用相应合适的食物。

（2）平时应严格禁忌已知能够引起哮喘发作的过敏性食物，也应尽量减少食用一切发物。

（3）宜多吃新鲜蔬菜和水果。如萝卜、丝瓜、刀豆等蔬菜，不仅能补充多种维生素和无机盐，还具有祛风、下气、化痰等作用，对预防哮喘发作有利。食用适量的梨、柑橘、枇杷、核桃仁、香蕉、芝麻、蜂蜜等，有助于大便通畅、腹压下降，可防哮喘发作。

（4）有条件时，饮食仍宜少量多餐，不过甜、过咸、过冷、过热、过于肥腻。

（5）忌烟、酒及辛辣食物，以尽量减少对呼吸道的不良刺激。

## 9. 喘息性支气管炎的饮食调养原则

喘息性支气管炎多半是由支气管炎反复发作迁延而成，也可为哮喘反复发作，机体抵抗力减弱致使支气管感染的并发症。其主要症状为咳嗽、咳痰、气喘，饮食调养原则与哮喘、支气管炎类似，介绍如下。

（1）应供给充足的蛋白质及铁：应多吃瘦肉、兔肉、动物肝脏、豆制品、黑木耳等。这些食品不但富含优质蛋白质和铁，而且又无增痰上火之弊，对增强患者体质有利。

（2）宜多吃新鲜蔬菜和水果：如大白菜、小白菜、油菜、白萝卜、胡萝卜、西红柿等，不仅可补充各种维生素和无机盐，还有清痰去火的作用。一些果品类食物，如梨、枇杷、柑橘、莲子、百合、核桃、大枣、白果、栗子、松子、金橘饼及蜂蜜等，不仅可祛痰止咳，还能健脾补肾养肺，适量多吃对减轻本病症状有益。

（3）忌食海腥肥腻及易产气食物：鱼虾、肥肉，易助湿生痰；产气食物，如韭菜、地瓜等，对肺气宣降不利，故均应少吃或不吃。

（4）饮食宜清淡，忌食刺激性食物：饮食过咸，水钠易潴留和刺激呼吸道；辣椒、葱、蒜、酒等辛辣刺激性食物，因刺激呼吸道使咳嗽加重，均对喘息性支气管炎康复不利，故当忌食。

（5）禁止吸烟：吸烟为支气管炎发生发展的祸根之一，对喘息性支气管炎患者极为不利，故应绝对禁止。

（6）多补充水分：喘息性支气管炎急性发作时，要多饮水，并进半流质饮食，以利于痰液湿化和咳出。

## 10. 肺心病哮喘的饮食调养原则

肺心病多由慢性支气管炎、肺气肿及其他肺胸疾病或肺血管病变所引起。中医学认为，肺心病多因咳喘等肺系疾病迁延不愈，渐至肺、脾、肾、心受损，出现咳嗽、气喘、心悸、水肿、腹胀、唇青舌紫、脉结代等症。肺心病目前缺乏有效的治疗方法，从预防观点出发，除适当锻炼增强体质外，饮食调养具有一定的意义，其饮食调养原则如下。

(1)饮食中，要有充足的优质蛋白质、维生素和糖类，以增强体质和抵抗力，并保证热量的供给。

(2)肺心病缓解期，由于肺、脾、肾虚损，宜常进食杏仁、核桃、莲子、豆浆、山药、薏苡仁等补养食物。

(3)肺心病咳嗽痰稀时，应多吃些温性食物，如猪肺汤、大骨头排骨汤、瘦肉、肝汤、胎盘、鸡汤、蛋羹、豆制品等，以益气补肺脾。

(4)肺气肿日久肺阴受损时，喘息加重，同时出现口干舌燥、舌质光红或光紫等症。这时，宜选食滋阴生津的果品和肉类食物，如梨、山楂、话梅、杏仁、杏子、苹果、山药、鳖、猪瘦肉、老鸭、鸭蛋或鸡蛋羹及汤等。

(5)肺心病有水肿时，饮食宜清淡，食盐应严格控制，少食或不食苏打饼干、咸肉、咸菜、罐头食品及咸面包等含钠多的食物。

(6)忌烟酒及一切辛辣刺激性、易产气食物，忌肥腻，饮食不宜过饱。

(7)当患者继发感染急性发作时，除多饮水、进半流质或流质饮食外，还应根据辨证寒热属性，给予解表等药膳和食疗方。

## 11. 哮喘患者的饮食应因人、因时、因地而异

由于哮喘患者的性别、年龄、体质不同,患病的季节及所处地理环境各异,加之病情不同,饮食习惯和嗜好也不一样,故不同哮喘患者的饮食应因人、因时、因地而异。

(1)因人而异:人的体质有阴、阳、强、弱的不同。如阴虚的人,形体偏瘦,舌质偏红且瘦而干,易于"上火",情绪也易激动,饮食应当以清淡为宜,忌食辛辣火燥之品;而阳虚的人,则形体相对较丰腴,肌肉松弛,舌体胖大而质淡,饮食偏重甘而温,而不宜寒凉;老年人,组织器官与生理功能逐渐衰退,应注意补益,但不可太过,否则会适得其反,饮食应当清淡可口,荤素搭配,以素为主,同时烹调要细、软、烂、熟,宜少量多餐;青少年,由于生长发育快,应保证食物营养充足、合理多样、富含蛋白质和维生素,要忌偏吃和挑食。

(2)因时而异:哮喘患者要适应四季气候的变化,选择相宜饮食。如春夏季节,应注意饮食有利于阳气的保养,而秋冬季节饮食又要有利于阴气的维护,才有利于养生。春天宜多吃小白菜、油菜、芹菜、菠菜、胡萝卜等;夏季以甘寒清凉为宜,适当添加清淡、祛暑的食物,如黄瓜、苦瓜、丝瓜、绿豆、赤小豆、薏苡仁等;秋季可适当多吃荸荠、百合、甘蔗等;冬季则宜多吃大枣、核桃、牛肉、羊肉等。

(3)因地而异:因地而异,则有利于疾病的治疗和身体的康复。如西北地区多高原,气温低且干燥,故饮食宜偏湿润;而南方地区气温偏高,多雨、潮湿,故饮食宜偏辛燥。

## 12. 诱发小儿哮喘发病的饮食因素

一般地说，因饮食而引起哮喘者，在成人中并不多见；而在儿童，尤其是婴幼儿，容易对饮食过敏。所以，对饮食诱发小儿哮喘应加以重视。小儿随着年龄的增长，对各种饮食的耐受力也会逐渐增强，过敏反应也就会逐渐减少。一般认为，最易引起哮喘发作的食物有牛奶、鸡蛋、海产品、麦类、黄豆类、坚果、巧克力等，可能诱发哮喘的饮食因素如下。

(1)饮食过咸、过甜、过饱：古书籍《沈氏尊生书》中记载："哮证大多感于幼时，客犯咸酸，渗透气管，故有咸哮、酸哮、痰哮及雅天哮之证。"中医学认为，甜品"最易生痰，更易动风"。而饮食过饱，使横膈抬高、胸腔缩小，不利于肺通气。所以，饮食过咸、过甜、过饱等，均有可能引起小儿哮喘发作。

(2)饮食肥腻：古医书《诸证提》上记载："俗拔病根，必断厚味……遇厚味复发者，清金丸。"因肥腻之品最易生痰，为哮喘的病根，故饮食肥腻易引起哮喘发作，小儿尤其如此。

(3)喜食寒凉生冷：古医书《内经》中记载："形寒饮冷则伤肺。"说明在身体虚弱的情况下，多食冷饮，于肺不利。对于小儿哮喘患者，特别是反复发作者，体质及肺均较弱，更应忌吃一切寒凉生冷食物，否则极易引起哮喘发作。

## 13. 哮喘发作时宜及时补充水分

哮喘发作，特别是哮喘持续状态时，及时补充水十分重要。哮喘发作时，患者的呼吸频率明显增加，病情越重，呼吸越快，使得患者不显性失水量增多；另一方面，由于呼吸困难，患者烦躁不安，心率增加，大量出汗，更使得患者气道痰液黏稠不易咳出，阻塞气道，而加重喘息状态。因此，哮喘发作患者，均可存在不同程度的脱水，故宜及时补充水分。严重哮喘发作时，患者还会出现酸中毒及其他电解质平衡紊乱，故及时诊治，给予输液补水更为重要。

## 14. 哮喘患者能否吃海鲜

一般人认为，海产品（也就是所谓的"海鲜"）是致哮喘发作的重要原因。但其实不然，这可从临床观察和研究结果得到证实。首先，海产品作为食物的重要组成部分，它含有很多人体新陈代谢所必需的营养素，包括优质蛋白质、氨基酸、维生素和无机盐等，对于生长发育期的儿童更为重要，所以随意地将其划为"禁用"食品是很可惜的。临床上，确实有个别患者在食用海鲜后出现了哮喘的症状，结合病史分析，极有可能是食物蛋白激发了过敏反应；但更多的情况下，两者并不相关。事实上，海产品中丰富的脂肪酸等成分可能更有益于哮喘患者。根据最近由中瑞学者共同完成的研究结果，食用"海鲜"者哮喘症状和哮喘发作的严重程度较不食用或少食用者更轻，提示"海鲜"有可能对哮喘患者有益。综上所述，与其对所有的海产品均心存疑虑，还不如到医院做一项过敏原的检测，以了解自己对哪些海产品过敏，可有的放矢地选择那些不过敏的食用。

## 15. 哮喘患者宜增加抗氧化营养素的摄入量

哮喘患者的饮食要保证各种营养素的充足和平衡，特别应增加抗氧化营养素的摄入量，如胡萝卜素、维生素 A、维生素 E、维生素 C 等。动物性食物中维生素 A 含量高的有鸡肝、羊肝、牛肝、猪肝、鸭肝、黄鳝等；植物性食物中含 β-胡萝卜素高的有黄胡萝卜、红胡萝卜、荠菜、菠菜、太古菜、北方油菜、小白菜、茴香菜、莴笋叶、芥菜叶等;维生素 E 含量高的食物有麦胚油、玉米油、花生油、芝麻油、鱼肝油、莴苣叶、柑橘叶等;维生素 C 含量丰富的食物有刺梨、西印度樱桃、鲜枣、猕猴桃、广西沙田柚、辣椒、红柿椒、菜花、金花菜、荠菜、青蒜、油菜、苦瓜、四季豆等。

## 16. 哮喘患者饮食宜清淡忌肥腻

哮喘患者的饮食宜清淡,忌肥腻。有的哮喘患者喜欢饮食肥腻,一天不吃肉都不行,这种饮食习惯于疾病康复不利。俗话说:"肉生痰,鱼生火,青菜萝卜保平安。"这说明常吃肥腻可增热生痰,对正常人不利,对哮喘患者更不利,应该加以纠正。

## 17. 哮喘患者饮食宜温热忌过冷过热

哮喘患者的饮食宜温热,忌过冷、过热。哮喘患者,尤其是小儿、老年患者,身体已虚,脾胃功能较弱,食生冷和过冷食物后会引起胃肠道蠕动减慢,可导致消化不良、食欲缺乏,使患者体质下降,对哮喘康复不利。另外,蔬菜和水果等多属寒凉性食物,有人吃多了往往会使哮喘加重或发作,这与哮喘患者应多吃蔬菜水果有矛盾。解决办法是:在烹调蔬菜过程中,加点生姜、胡椒等热性食物,或与牛肉、猪瘦肉、排骨等温热性食物共煮,就可以克服这一弊病。过热(或烫)的饮食,特别是狼吞虎咽地进食,可引起阵发性咳嗽,从而可诱发哮喘,尤应引起注意。

## 18. 哮喘患者的饮食宜少量多餐而不宜过饱

哮喘患者的饮食应少量多餐，细嚼慢咽，不宜过饱。哮喘反复发作，由于机体缺氧，使胃肠功能减弱，少量多餐可减轻胃肠负担，而细嚼慢咽有利于消化吸收。俗话说："吃饭留一口，活到九十九。"正常人吃得过饱也有害无益，何况是患者！哮喘患者吃得过饱，一则不利于消化吸收，增加胃肠负担；二则使腹压增高，易诱发哮喘发作。所以，哮喘患者不应吃得过饱，而应采取少量多餐进食。

## 19. 哮喘患者的饮食忌过甜过咸

哮喘患者的饮食忌过甜、过咸。中医所说的"甜哮""咸哮"，就是由食用过甜、过咸的食物引起的。临床上，也有患儿家长反映："孩子第一次哮喘发病，就是由于吃过甜、过咸食物引起的。"甜食、咸食能生痰热，不仅可诱发哮喘发作，还可能引发哮喘病。所以，哮喘患者应少吃甜食和过甜食物，也应少吃咸食和过咸食物。咸菜、酱菜、咸笋干、咸肉等制品含盐量大，哮喘患者应尽量少吃或不吃。

## 20. 哮喘患者忌喝冷饮及含气饮料

哮喘患者忌喝冷饮，特别是小儿患者更应如此。雪糕、冰砖、冰棒、可乐、雪碧等冷饮及含气饮料，夏天最讨小儿喜爱。控制哮喘患儿食用冷饮虽有一定困难，但仍应坚决地劝说其不要食用，因为一旦吃了冷饮就易诱发哮喘。一些人工配制的含气饮料，一则多数含有糖精、香精、色素等成分，对人体有害无益；二则含有二氧化碳气体，于肺不利。所以，哮喘患者也不宜喝含气饮料，包括可乐、雪碧、汽水、啤酒等。

## 21. 哮喘患者忌吃刺激性食物和产气食物

哮喘患者应避免吃刺激性食物和产气食物。刺激性食物有辣酱、花椒、茴香、芥末、咖喱粉、咖啡、浓茶等，过多地食用这些食物可能诱发哮喘，故应尽量不用。产气食物有地瓜、凉芋、土豆、韭菜、黄豆、面食等，它们进入机体后，在消化过程中会产生大量气体，在未排出前使腹部胀气，横膈上抬，胸腔缩小，对肺通气不利，还可诱发哮喘，故哮喘患者忌用产气食物。

## 22. 哮喘患者忌吸烟和饮酒

香烟为非特异性刺激物，哮喘患者吸烟或嗅到烟味就有可能引起哮喘发作。所以，哮喘患者不应该吸烟，已吸烟者应该戒烟，也不宜在烟雾弥漫的环境中工作和学习。饮甜酒、烈性白酒和曲酒能助火生痰，对哮喘康复不利，均应该忌用。

## 23. 哮喘患者发作期不宜用参芪补品

哮喘患者在缓解期适当用点参芪补品，可增强体质，提高机体免疫功能及抗病能力，可防止感冒诱发哮喘发作。如常用玉屏风散（由黄芪、白术、防风组成）可增强体质防止感冒，就是这个道理。

一般哮喘患者，特别是中年以上的哮喘患者，认为自己是身体虚致哮喘反复发作，故自作主张，食用高丽参和北芪，以为可减轻发病。岂料食用参芪后，哮喘发作不仅不止，反而比原来更重。这是因为，参芪都是补中益气的良药，若单纯气血虚或病后体虚，服用它们是有很好疗效的。但哮喘发作患者经常有肺气上逆的证候,一般服药应以降气化痰为主,而参芪的药性除补气之外,更有提气的作用,恰恰与降气相反,可导致更严重的哮喘发作,增加患者精神和肉体的痛苦。所以,哮喘患者在发作时,应忌服参芪补品。

## 24. 能引起哮喘的食物

临床上通过皮试或食物激发试验,来确定过敏性食物的种类。现已被证明能引起哮喘的食物有:过甜和过咸的食物、面粉、鸡蛋、牛奶、鱼、虾、蟹、蚌类、贝类、肉制品、豆制品、芝麻、花生、扁豆、辣椒、巧克力、食用昆虫等。通常,在日常生活中接触越多的食物,越容易使患者产生耐受力,如面粉、鸡蛋。儿童处于生长发育阶段,过分严格地忌食会造成营养失衡,故只有在确定了某种食物与哮喘发作的相关性时,才考虑忌食。

## 25. 哮喘患者宜吃食物

所谓"宜吃食物"是一个相对的群体概念,是指大多数哮喘患者食用以后,不会发生不良反应。哮喘患者宜吃食物有大米、玉米、小米、牛肉、母鸡肉、鹅肉、鸭肉、猪瘦肉、兔肉、乌鳢、鲫鱼、大白菜、油菜、菠菜、空心菜、苋菜、包心菜、荠菜、豌豆苗、冬瓜、丝瓜、黄瓜、苦瓜、白萝卜、红萝卜、藕、山药、绿豆芽、蘑菇、平蘑、香菇、核桃仁、大枣、荔枝干、桂圆肉、蜂蜜、红糖、白糖、冰糖、梨、柑橘、柚子、橙子、苹果、香蕉、枇杷、石榴、西瓜、香瓜、草莓、山楂、杏、桃、葡萄等。

## 26. 哮喘患者忌吃或少吃食物

所谓"忌吃食物"也是一个相对的群体概念,是指食物没有经过专门调制的情况下,大部分哮喘患者食用后,会发生不良反应。哮喘患者忌吃(或少吃)食物有麦类、面食、牛奶、鸡蛋、公鸡、猪肥肉、羊肉、狗肉、带鱼、黄鱼、雪鱼、鲅鱼、海米、海蟹、海带、紫菜、海蜇、蛤、蛏、河虾、河蟹、番茄、地瓜、凉薯、南瓜、土豆、韭菜、金针菜、笋(或笋干)、大蒜、辣椒、胡椒、八角茴香、巧克力、糖精、色素、啤酒、甜酒、高度酒、曲酒、可乐、雪碧、汽水、各种冷饮、菠萝等。

## (二)药 膳 方

### 1. 具有解痉平喘作用的中草药

经药理研究或临床验证,具有解痉平喘作用的中草药如下:麻黄、杏仁、紫苏子、葶苈子、白前、紫菀、款冬花、百部、莱菔子、地龙、瓜蒌、浙贝母、紫苏、防风、防己、黄芩、沙参、冬虫夏草、灵芝、党参、黄芪、五味子、淫羊藿、肉桂、补骨脂、蛤蚧、桃仁、细辛、苦参、椒目、少年红、旋覆花、鹅管石、荔枝、栗子叶、桑白皮、马兜铃、枇杷叶、满山红(兴安杜鹃)、洋金花(曼陀萝)、鼠曲草、胡颓子、黄零陵香、梧桐、千日红、蛇根草(四季花)、醉鱼草(野江子)、天浆草、朴树(棒棒木)、鲜黄杨树叶、海螵蛸、天竺子、蜡梅花、艾叶、功劳叶、棉花根、石韦、石楠叶、石菖蒲、薤白、海浮石、追地风、沉香、制附子、制蜂房、海马、僵蚕、牡荆子等。

### 2. 麻黄药膳方

中医学认为,麻黄性温,味辛、微苦,生用发汗解表,炙用宣肺平喘利尿,适用于风寒感冒、哮喘、水肿等。现代药理学研究证明，麻黄中的麻黄碱有类似肾上腺素的拟交感神经作用。它对支气管平滑肌有明显的松弛作用，特别在支气管处于痉挛状态时其作用更明显；其松弛作用虽不如肾上腺素，但其作用较持久，且口服有效。伪麻黄碱的极稀浓度溶液同麻黄碱一样，能使交感神经兴奋，使支气管扩张；伪麻黄碱浓溶液，既能麻痹肌肉，也能使支气管平滑肌松弛；麻黄碱所含的甲基麻黄碱，也能舒张支气管平滑肌。麻黄为中医治疗咳喘的要药，对鼻炎、喷嚏、鼻痒等过敏性哮喘疗效显著。临床治疗中，如兼有怕冷等的寒象表现，可与细辛等合用，以加强温肺散寒平喘的力量；如兼有发热、口干、痰黄等热象表现，可加用黄芩、石膏等同用，以加强清肺平喘之功；年龄大兼有肾虚表现者，可加熟地黄使用。但麻黄碱有收缩血管的作用，故高血压者应慎用。治疗哮喘的麻黄药膳方如下，可酌情选用。

(1)炙麻黄10克，甜杏仁20克，川贝母30克，前胡15克，生甘草3克，雪梨500克，白糖适量。前5味水煎取汁500毫升，待用；雪梨切碎，隔水蒸熟捣烂，加入药汁及白糖调溶即可。每日2次，每次50毫升服用。具有宣肺平喘、化痰止咳等作用。适用于寒哮痰多、咳痰不爽者。

(2)生麻黄4克，甜杏仁(打碎)6克，紫苏子10克，白砂糖适量。前3味水煎取汁，加白砂糖调味，每日1剂，分次饮用。具有宣肺平喘、降气化痰等作用。适用于哮喘伴鼻塞、流涕、恶寒、无汗。

(3)炙麻黄5克，杏仁(打碎)10克，白萝卜片60克，豆腐块250克，食盐、素油各适量。前2味水煎取汁，加入萝卜片煮酥熟，再加入豆腐块煮沸，加食盐、素油调味稍煮即可。每日1次，分2次佐餐服用，可连用数日。具有下气化痰、止咳平喘等作用。适用于哮喘喉中痰鸣、咳吐不利、胸闷憋气。

(4)炙麻黄6克，甜杏仁(打碎)15克，精制豆腐丁块125克，芫荽(切碎)15克，植物油、食盐、味精各适量。前2味水煎取汁，入其余各味和匀煮沸煮入味即可。每日1剂，分2次佐餐服用。具有祛风散寒、降逆平喘等作用。适用于寒哮鼻塞、恶寒、无汗者。

(5)炙麻黄5克，甜杏仁(打碎)15克，粳米100克，白糖适量。前2味水煎取汁，入粳米煮成粥，加白糖调味即可。每日1剂，分早晚2次服用。具有辛温解表、化痰止咳、平喘等作用。适用于寒哮。

(6)麻黄、干姜各6克，炙甘草3克，糯米100克，白糖适量。前3味水煎取汁，入糯米煮成粥，加白糖调味即可。每日1剂，分早晚2次服用。具有温肺散寒、化饮平喘等作用。适用于易感冒、恶寒、无汗的寒哮者。

(7)麻黄10克，甘草5克，白糖适量。前2味水煎取汁，入白糖调味即可。每日1剂，分次饮用。具有发汗平喘等作用。适用于寒性哮喘。

(8)麻黄、甘草各1.5克，白果仁6克，白糖适量。前2味水煎取汁，入白果仁煮熟，加白糖调味即可。每日1剂，分2次服用。具有宣肺平喘等作用。适用于寒哮。

### 3. 蛤蚧药膳方

中医学认为，蛤蚧性温，味甘、咸，具有补肺气、平喘咳、益精血、纳肾气等作用。适用于肺肾不足气喘咳嗽等，主要用于肾阳虚性哮喘及激素依赖性哮喘。动物实验表明，蛤蚧身和尾的醇提取物，均能加强白细胞的移动性，增强肺、支气管和腹腔吞噬细胞的吞噬作用，增强机体的免疫能力，并对氯化乙酰胆碱所致的哮喘有明显的抑制作用。有报道用紫蛤散（由蛤蚧、紫河车、桔梗、陈皮组成）治疗哮喘及喘息性支气管炎，取得显著的疗效。本品为制作补肾平喘膏方的佳品，可加党参、黄芪、紫河车同用。治疗哮喘的蛤蚧药膳方如下，可酌情选用。

（1）蛤蚧1只，党参30克，粳米100克，蜜、醋、白糖各适量。蛤蚧蜜醋制研为末，与党参末一起和匀，待用；粳米入锅，煮至粥将成，加入蛤蚧、党参末和匀煮成粥，再加白糖调味即可。每日1剂，分早晚2次服用。具有益气补肾、纳气定喘等作用。适用于肾气不足伴动则气急、畏寒怕冷、气不得续的哮喘。

（2）蛤蚧1对，淫羊藿30克，童子鸡1只（杀白约500克），黄酒、生姜各适量。蛤蚧洗净，晒干，入微波炉焙烤至焦黄，与淫羊藿一起研为末，入细纱布包好，塞入鸡腹内，上喷撒上黄酒、姜末，入盆，置蒸锅内炖至酥熟即可。隔日1剂，每日早晚2次服用，分2天4次服完。具有温阳补肾、纳气平喘等作用。适用于痰多稀薄、背冷的寒哮者。

（3）蛤蚧1对，山药末、糯米粉各50克，冰糖末适量。蛤蚧蜜制焙干研为末，分2次，备用。使用时，后3味入碗，加适量冷水调和，隔水炖熟，加入蛤蚧1包调匀服用，每日1次。具有补益肺肾、纳气平喘等作用。适用于动则气喘、易汗、便溏、乏力、面色无华的寒哮者。

（4）蛤蚧1个，胎盘1个，鱼腥草75克，北杏仁10粒，猪瘦肉块适量，食盐、黄酒少许。前5味洗净，各味入锅，以小火煲汤3小时以上，加食盐、黄酒调味服用。隔2～3日1剂，每日服2次，每次分服1份。具有补肾纳气、化痰定喘等作用。适用于肾虚性哮喘。

(5)蛤蚧1对，胎盘1个，黄芪40克，白术30克，川贝20克，甘草10克。各味洗净，焙干，共研为细末和匀，炼蜜为丸，每丸重3克，备用。每日2次，每次1丸，分早晚2次服用。具有补肺健脾、补肾纳气、止咳定喘等作用。适用于肺脾肾气虚性哮喘。

(6)蛤蚧1对，东北红参等量。蜜制蛤蚧，烘干研为末，与红参末一起和匀，炼蜜为丸，如赤豆大小，备用。每日2次，每次3克，白开水送服。具有补肺益肾、纳气定喘等作用。适用于虚性哮喘者。

### 4. 冬虫夏草药膳方

冬虫夏草，简称虫草，其性微温，味甘，具有益肾补肺、化痰止咳、平喘止血等作用。适用于肺肾两虚性咳喘、痰中带血等。现代药理研究证明，它具有扩张支气管、镇静、催眠和提高机体免疫力等作用。治疗哮喘的冬虫夏草药膳方如下，可酌情选用。

(1)冬虫夏草5克，川贝母3克，老鹰1只。老鹰活杀，去内脏，洗净，前2味一起塞入老鹰腹中，隔水炖熟服用。隔日1剂，每日2次，每次服用1/4量，连用5～7剂为1个疗程。具有补肾壮阳、止咳化痰、平喘等作用。适用于肾阳不足性哮喘。

(2)冬虫夏草、红参各3克，老雄鸭(杀白、去毛及肠杂、洗净并切块)1只，黄酒15克，生姜5克，葱白10克，胡椒粉1克，食盐、味精各3克。各味入盆拌匀，入蒸锅隔水蒸2小时，至鸭肉酥熟入味即可。每周2剂，每天服用2次，每次服用其1/6，吃肉喝汤各适量。具有益气温阳、补肾纳气、平喘等作用。适用于手足发冷、腰背畏寒、夜尿频的寒哮者。

(3)冬虫夏草、肉桂各3克,仔鸡肉块200克,胡椒粉、味精各2克,生姜、食盐各3克,葱白段3根。各味入砂锅,加水适量煮沸,改小火煮至仔鸡酥烂入味即可。每日或隔日1剂,分次服用。具有益气温阳、补肾纳气、平喘等作用。适用于手足发冷、腰背畏寒、夜尿频的寒哮者。

(4)冬虫夏草6克,鹌鹑(杀白、切块)2只,生姜片50克,食盐、植物油、味精各适量。各味入砂锅,加水煮沸,改小火炖煮1小时左右,至肉酥熟入味即可。隔日1剂,每天2次,每次服1/4量。具有散寒补肾、纳气平喘等作用。适用于寒哮伴有肾炎和肾功能不全者。

(5)冬虫夏草6～9克,麻雀3～5只(杀白、洗净、切块),生姜50克,料酒、食盐、味精各适量。各味入砂锅,加水适量煮沸,改小火煮至雀肉酥熟入味即可。每周2剂,每日2次,分次服用。具有温肾纳气、止咳平喘等作用。适用于肾阳不足性哮喘者。

### 5. 地龙药膳方

中医学认为,地龙(即蚯蚓)性寒,味咸,具有清热镇惊、止痉定喘、通络降压、解毒利尿等作用。适用于久喘、血液黏稠度高者等。药理研究表明,从地龙中提得的含氮成分,对小鼠及家兔离体肺灌流呈显著的支气管舒张作用;对预先经过组胺或毛果芸香碱处理的灌注肺支气管也有舒张作用;对组胺喷雾所致豚鼠哮喘有保护作用。临床上以地龙有效成分为主药,辅以氯化铵制成的喘舒宁片,每日3次,每次1～2片,治疗哮喘44例,37例有效;对9例哮喘经多方治疗无效者,试用地龙粉每次3～4克,每日3～4次,均有一定疗效。临床观察发现,地龙有即刻的平喘作用,起效快。治疗哮喘的地龙药膳方如下,可酌情选用。

(1)地龙 50 克,芝麻油 500 毫升,蜂蜜 50 克。芝麻油入锅煎沸,入地龙炸焦,去渣取油,趁热加入蜂蜜,装瓶备用。每日 2 次,每次取药液 10 毫升,口服。具有益肺补肾、平喘纳气、润肠通便等作用。适用于过敏性哮喘。

(2)地龙 10 条,胎盘 1 个。2 味均洗净,焙干,共研为末和匀,装入空心胶丸(每丸重 0.25 克),装瓶备用。每日 3 次,每次6～8 丸,空腹温开水送服,连用 10 日为 1 个疗程。具有清肺平喘、补气血等作用。适用于哮喘。

(3)地龙、杏仁各等份,焙干共研为末和匀,贮存备用。每日 2 次,每次取药末 10 克,白开水送服。具有宣肺平喘、止咳祛痰等作用。适用于哮喘。

(4)活地龙 100 条,洗净后用水浓煎,加白糖适量调成膏状,备用。每日 3 次,每次 1 汤匙,口服。具有清肺平喘等作用。适用于热性哮喘。

## 6. 白果药膳方

中医学认为,白果(银杏)性温,味甘、微苦涩,有小毒。具有温肺益气、祛痰止咳、固肾平喘等作用。适用于哮喘、喘咳、痰多、赤白带下等。单用炒食,不要超过 10 克,以防中毒。如出现中毒症状,可用甘草汤对抗之。治疗哮喘的白果药膳方如下,可酌情选用。

(1)白果仁 10 克,制何首乌、核桃仁各 20 克,粳米 100 克,白糖适量。制何首乌水煎取汁,入粳米煮化,加入白果仁、核桃仁煮成粥,加白糖调味即可。每日 1 剂,分早晚 2 次服用。具有补肾敛肺、纳气平喘等作用。适用于肾气不足伴动则喘甚、大便秘结者。

(2)白果仁10克,桑白皮15克,银耳50克(水发后洗净),冰糖适量。桑白皮水煎取汁,入银耳煮至酥软,加入白果仁、冰糖和匀,以小火煮至白果仁酥烂即可。每日1剂,分早晚2次服用。具有清热肃肺、降气平喘等作用。适用于热哮伴头昏目眩者。

(3)白果仁10克,石韦30克,鸡肉块100克,萝卜块300克,葱、姜、料酒、食盐、味精各适量。石韦水煎取汁,入余前6味煮沸,改小火煮至鸡肉酥熟,加食盐、味精调味即可。每日1剂,分2次佐餐服用,连用7天为1个疗程。具有清肺化痰、解痉平喘等作用。适用于气喘不能平卧、腰背酸痛的热哮久发者。

(4)白果仁20克,核桃仁120克,绿豆、生姜汁各100克,蜂蜜250克。将前2味捣烂,绿豆烘干后研为末,待用;与生姜汁一起入锅,加清水少许,大火煮30分钟,再加入蜂蜜,改小火煎熬,收成膏状即可,贮存备用。每日2次,每次2～3匙,早晚用开水冲服,连用10天为1个疗程。具有补肾纳气、散寒平喘等作用。适用于热哮久发、腰酸乏力而每遇外感即加重者。

(5)白果肉10个,羊睾丸2个。羊睾丸洗净,与白果一起入锅,加水炖熟服用。每日1剂,分早晚2次服用。具有补肾平喘等作用。适用于哮喘。

(6)白果仁、百合各10克,白糖适量。前2味入锅,加水煎煮至酥熟,加白糖调味即可。每日1剂,分2次温服。具有清热润肺、降气定喘等作用。适用于热哮等。

### 7. 杏仁药膳方

中医学认为,杏仁(有苦、甜之分)性微温,味苦,有小毒。

具有止咳平喘、润肠通便等作用。适用于哮喘、便秘，尤适用于便秘性哮喘。现代药理学研究表明，杏仁所含苦杏仁苷，可被水解酶水解产生氢氰酸和苯甲醛，小量氢氰酸能抑制呼吸中枢而起到镇咳平喘等作用；其所含的脂肪油可润肠通便，均有利于平喘。杏仁有小毒，用量为6～10克，不可过量使用；脾虚溏泄者，不宜使用。治疗哮喘的杏仁药膳方如下，可酌情选用。

(1)甜杏仁、苦杏仁各15克，牛胎盘(洗净、切块)1个，素油、白酒、姜汁各适量。素油入锅烧热，入牛胎盘块煸炒一会儿，加水煮沸，再加入其余各味和匀煮沸，改小火炖煮至牛胎盘烂熟即可。隔日1剂，每日2次，分4次服用。具有温肺散寒、化痰平喘等作用。适用于寒哮等。

(2)甜杏仁20克，桑白皮15克，猪肺块200克，料酒、葱、姜、食盐、味精、素油各适量。前2味水煎取汁，入其余各味煮沸，改小火煮至猪肺块酥熟入味即可。每日1剂，分2次佐餐服用，吃肺块及汤各半。具有清肺化痰、润肺定喘等作用。适用于寒哮等。

(3)甜杏仁15克，核桃仁30克，生姜汁适量，粟米100克，红糖适量。粟米入锅，加水煮粥，煮至米化开后，加入其余各味和匀，再煮成粥即可。每日1剂，分2次服用。具有温中化痰、补肾纳气等作用。适用于肾虚性哮喘。

(4)苦杏仁15克，天冬12克，白萝卜块300克，猪肺块200克，料酒、葱、姜、食盐、味精、素油各适量。前2味水煎取汁，入白萝卜块、猪肺块、料酒、葱、姜煮沸，改小火煮至肺块酥软，再加食盐、味精、素油调味即可。每日1剂，分2次佐餐服用。具有养肺化痰、降气定喘等作用。适用于肺阴虚表现为干咳、有痰、腹胀便秘哮喘者。

(5)甜杏仁丁10克，紫苏、麻黄各6克，粳米100克，白糖适量。紫苏、麻黄水煎取汁，入粳米煮化，加入甜杏仁煮成粥，加白糖调味即可。每日1剂，分2次服用。具有解表散寒、化痰平喘等作用。适用于虚寒性哮喘。

(6)甜杏仁丁6克，生麻黄4克，紫苏子10克，生姜末3克，白砂糖适量。各味入杯，冲入沸水，加盖闷15分钟即可。每日1剂，代茶饮用，冲淡为止。具有宣肺平喘、降气化痰等作用。适用于哮喘伴有鼻塞、流涕、恶寒、无汗者。

## 8. 贝母药膳方

中医学认为，贝母有川贝母、浙贝母(大贝母)之分，其性微寒，味苦。具有润肺散结、止咳平喘、化痰消肿等作用。适用于风热咳嗽、哮喘、肺痈喉痛等，浙贝母尤适用于以咳嗽为主的变异性哮喘。现代药理学研究证明，如用浙贝碱和去氢浙贝碱给小鼠腹腔注射，有明显的镇咳作用；如给猫和家兔离体肺灌流，低浓度浙贝碱即能使支气管平滑肌松弛。治疗哮喘的贝母药膳方如下，可酌情选用。

(1)川贝母30克，甜杏仁20克，前胡15克，炙麻黄10克，生甘草3克，雪梨块500克，白糖适量。雪梨入果汁机中搅碎取汁，待用；前5味水煎取汁，入锅，与梨汁、白糖一起煮沸即可。隔日1剂，每日2次，每次服用50毫升，可分4次服用。具有宣肺平喘、化痰止咳等作用。适用于寒哮痰多、咳痰不爽等。

(2)贝母10克，竹茹15克，生姜汁10毫升，大米60克，白糖适量。前2味水煎取汁，入大米煮至粥将成，加入生姜汁、白糖和匀煮成粥即可。每日1剂，分2次服用。具有润肺清热、降逆和胃、平喘止咳等作用。适用于热哮肺阴虚胃热者。

(3)川贝母、杏仁各 15 克,白萝卜肉块 300 克,食盐、味精、色拉油各适量。前 2 味水煎取汁,入白萝卜煮至酥熟,加后 3 味和匀煮沸入味即可。每日 1 剂,分 2 次服用。具有清热宣肺、化痰止咳、平喘等作用。适用于痰热犯肺型热哮等。

(4)川贝母末 6～12 克,蜂蜜 15～30 克。2 味入碗和匀,隔水炖热即可。每日 1 次顿服,可连用 20～30 日。具有宣肺清热、化痰止咳、平喘等作用。适用于痰热犯肺性热哮等。

### 9. 海螵蛸药膳方

中医学认为,海螵蛸(乌贼骨)性微温,味咸涩。具有益肾固精、缩便止痛、止血平喘等作用。适用于哮喘、崩漏、遗精、胃痛反酸等。治疗哮喘的海螵蛸药膳方如下,可酌情选用。

(1)海螵蛸、川贝母各 30 克,田蛙 1 只。将田蛙剖去内脏,洗净,将前 2 味装入其腹中缝合,外用蜡纸包裹,再涂上 2 厘米厚的田泥,放在瓦片上,用火烤至田泥变白色为度;去泥,将田蛙和药末和匀、备用。每日 3 次,每次 6 克,饭后服用。具有补虚润肺、止咳化痰、平喘等作用。适用于哮喘发作期。

(2)海螵蛸、核桃仁、五味子各等量。共研为末和匀,贮存备用。每日 3 次,每次 5～10 克,白开水送服。具有补肾敛肺、润肠通便、纳气平喘等作用。适用于肺肾虚性哮喘等。

(3)海螵蛸 500 克,白砂糖 1 000 克。海螵蛸洗净,烤干研为末,加白砂糖和匀,贮存备用。成人每次 15～25 克,小儿酌减,每日 3 次,开水冲服。有人曾用此方治疗慢性哮喘 8 例,均为肺肾两虚者,经用中西医多种方法治疗无效,改用此方治疗,7 例痊愈,且经多次气候变化均未复发;一般半个月治疗痊愈,也有1周痊愈的。注意:服药期间,禁食萝卜。此方具有补益肺肾、纳气平喘等作用。适用于肺肾虚性慢性哮喘。

(4)海螵蛸2 000克,焙干研为末,用红糖适量拌匀,贮存备用。每日早晚各1次,每次取15克,白开水送服。具有润肺化痰平喘等作用。适用于哮喘气促者。

## 10. 五味子药膳方

中医学认为,五味子(有南、北之分)性温,味甘、酸。具有益气生津、补肾养心、敛肺平喘等作用。适用于久咳虚喘、自汗盗汗等。现代药理学研究证明,五味子能直接兴奋呼吸中枢,能增加呼吸频率和幅度,其平喘作用可能与此有关;小鼠实验证明,从五味子醚提取物中分离得到的两种结晶,口服和腹腔注射,均显示明显的镇咳作用。有临床报道,以五味子为主组成的抗敏煎,由五味子、防风、银柴胡、乌梅等组成,治疗过敏性哮喘总有效率为93.6%。治疗哮喘的五味子药膳方如下,可酌情选用。

(1)五味子10克,生黄芪20克,母鸡肉块200克,料酒、葱、姜、食盐、味精各适量。前2味水煎取汁,入母鸡肉块、料酒、葱、姜煮沸,改小火煮至鸡肉酥熟,再加食盐、味精调味即可。每日1剂,分2次佐餐服用。具有补中益气、固表止汗、纳气定喘等作用。适用于哮喘久咳汗出、气短乏力等。

(2)五味子10克,诃子6克,猪肺块200克,料酒、葱、姜、食盐、味精各适量。前2味水煎取汁,入猪肺块、料酒、葱、姜煮沸,改小火煮至肺块酥烂,再加入食盐、味精调味即可。每日1剂,分2次佐餐服用。具有滋阴潜阳、纳气定喘等作用。适用于肾阴不足性哮喘。

(3)五味子、干姜各 6 克，老南瓜肉块 300 克，红糖适量。前 2 味水煎取汁，入南瓜煮酥熟，加入红糖调味即可。每日 1 剂，分早晚 2 次服用。具有宣肺散寒、降气平喘等作用。适用于寒性哮喘等。

(4)五味子 250 克，鸡蛋适量。五味子水煎 2～3 次，合并药汁，再加以适当浓缩，入密闭盛器内。放入鸡蛋，浸泡 7 日后使用，每天取出 1 个，蒸熟后食用，可连用 1 个月。具有补气养血、补肾纳气、平喘等作用。适用于肺肾虚性哮喘者。

## 11. 款冬花药膳方

中医学认为，款冬花性温，味甘、辛。具有化痰止咳、下气平喘等作用。适用于新久咳嗽、哮喘、痰中带血等，尤适用于组胺引起的支气管哮喘。现代药理学研究发现，用 40％款冬花煎剂，每千克体重 4 毫升灌胃，对狗有显著的镇咳作用；款冬花的乙酸乙酯提取物，有明显的祛痰作用；款冬花醚提取物，对组胺所致的支气管痉挛，有明显的解痉作用；另外，本品还有兴奋呼吸中枢的作用。有临床报道，以小青龙汤加减为基础方，由麻黄、款冬花、桂枝、生姜、半夏、地龙、桑白皮、甘草组成，治疗咳嗽 181 例，171 例获得治愈，效果满意。治疗哮喘的款冬花药膳方如下，可酌情选用。

(1)款冬花 30 克，核桃仁 100 克，五味子 15 克，红糖适量。款冬花、五味子水煎取汁，浓缩，待用；核桃仁、红糖捣成泥，拌匀，加入到浓药汁中，拌匀，以小火煮成膏状，贮存备用。每日 2 次，每次 10 克，开水冲服。具有健脾止咳、补肾纳气、平喘等作用。适用于肾气不足、腰膝乏力、喘咳较甚之哮喘者。

(2)款冬花、茶叶各 5 克，橘皮 3 克，白糖适量。各味入杯，冲入沸水，加盖闷15分钟即可。每日1剂，代茶饮用，冲淡为止。具有化痰、止咳、平喘等作用。适用于哮喘等。

(3)款冬花、绿茶各6克，白糖适量。各味入杯，冲入沸水，加盖闷15分钟即可。每日1剂，代茶饮用，冲淡为止。具有祛痰宣肺、止咳平喘等作用。适用于哮喘等。

## 12. 桑白皮药膳方

中医学认为，桑白皮性寒，味甘。具有清热泻肺、止咳平喘等作用。适用于肺热咳喘、水肿、小便不利等。治疗哮喘的桑白皮药膳方如下，可酌情选用。

(1)桑白皮、地骨皮各10克，甘草3克，粳米60克，甜味素适量。前3味水煎取汁，入粳米煮成粥，加甜味素调味即可。每日1剂，分2次服用。具有清肺除烦、止咳平喘等作用。适用于热哮等。

(2)桑白皮15克，花生仁、大米各30克，冰糖适量。桑白皮水煎取汁，入花生仁、大米煮至粥将成，加入冰糖煮溶煮成粥即可。每日1剂，分2次服用。具有清肺化痰、止咳平喘等作用。适用于热性哮喘等。

(3)桑白皮、甜杏仁各15克，猪肺块300克，料酒、葱、姜、食盐、味精各适量。前2味水煎取汁，入猪肺块、料酒、葱、姜煮至猪肺块熟烂，加入食盐、味精调味即可。每日1剂，分2次佐餐服用。具有清肺宣肺、化痰平喘等作用。适用于热哮等。

(4)桑白皮15克，麦冬20克，猪肺块200克，料酒、葱、姜、食盐、味精、素油各适量。前2味水煎取汁，入猪肺块、料酒、葱、姜煮沸，改小火煮至猪肺块酥熟，再加入食盐、味精、素油调味即可。每日1剂，分2次佐餐服用。具有滋阴养肺、清肺平喘等作用。适用于肺阴虚痰热表现为干咳少痰、舌苔薄黄等哮喘者。

## 13. 莱菔子药膳方

中医学认为,莱菔子(萝卜子)性平,味辛、甘。具有下气定喘、消积化痰、健胃消积等作用。适用于咳嗽痰喘等病症。治疗哮喘的莱菔子药膳方如下,可酌情选用。

(1)莱菔子、紫苏子、苦杏仁各 10 克,大米 100 克,饴糖、食盐、素油各适量。前 3 味水煎取汁,入大米煮成粥,加入饴糖、食盐、素油调味即可。每日 1 剂,分 2 次服用。具有温散化饮、降气平喘等作用。适用于寒哮伴胃肠功能失调,平时易腹胀、便秘者。

(2)莱菔子、紫苏子各 10 克,白芥子 6 克,粳米 60 克,白糖适量。前 3 味水煎取汁,入粳米煮成粥,加白糖调味即可。每日 1 剂,分 2 次服用。具有理气定喘、消积化痰等作用。适用于哮喘。

(3)莱菔子 20 克,牙皂 9 克,粳米 60 克,甜蜜素适量。前 2 味水煎取汁,入粳米煮成粥,加甜蜜素调味即可。每日 1 剂,分 2 次服用。具有下气定喘、化痰止咳等作用。适用于哮喘等。

## 14. 瓜蒌药膳方

中医学认为,瓜蒌性寒,味甘、苦。具有清热化痰、润肺滑肠、消痈散结等作用。适用于肺热喘咳痰多、大便秘结等,尤适用于哮喘表现胸部痹闷、大便干结、舌苔黏腻者。有人报道,用瓜蒌薤白半夏汤加减治疗哮喘 38 例,有效率达 91.7%。治疗哮喘的瓜蒌药膳方如下,可酌情选用。

(1)瓜蒌、薤白各15克,半夏10克,大米100克,饴糖适量。前3味水煎取汁,入大米煮成粥,加饴糖调味即可。每日1剂,分2次服用。具有清热宣肺、化痰止咳、平喘等作用。适用于哮喘痰多便秘等。

(2)瓜蒌15克,柚子皮20克,霜桑叶10克,大米60克,木糖醇适量。前3味水煎取汁,入大米煮成粥,加木糖醇调味即可。每日1剂,分2次服用。具有清热宣肺、化痰定喘等作用。适用于热哮等。

(3)瓜蒌1个,胡椒7粒,蜂蜜适量。瓜蒌焙干研为末,与胡椒末一起和匀,备用。每日2次,每次3克,用米汤水送服。具有清热化痰、润肺润肠、温中和胃等作用。适用于热哮等。

## 15. 僵蚕药膳方

中医学认为,僵蚕性平,味咸、辛。具有熄风解痉、化痰散结、疏散风热等作用。适用于哮喘、风疹瘙痒、咽喉肿痛等。现代药理学研究表明,僵蚕所含蛋白质有刺激肾上腺皮质等作用,其解痉平喘作用可能与此有关。治疗哮喘的僵蚕药膳方如下,可酌情选用。

(1)僵蚕粉6克,棉花根片15克,大枣10枚,大米60克,白糖适量。棉花根水煎取汁,入大枣、大米煮至粥将成,加僵蚕粉、白糖和匀煮成粥即可。每日1剂,分2次服用。具有补气和中、止咳平喘等作用。适用于气虚性哮喘。

(2)白僵蚕、细茶叶各15克,白糖适量。各味共研为末和匀,贮存备用。使用时,取药末6克(小儿酌减),早晚饭后用开水冲服。具有清热化痰、解痉平喘等作用。适用于热性哮喘等。

(3)僵蚕7个,焙黄研为末,用热米汤送服,每日1次。具有熄风解痉、化痰散结、和胃平喘等作用。适用于哮喘。

## 16. 海马药膳方

中医学认为,海马性温平,味甘。具有温肾壮阳、消瘕平喘等作用。适用于哮喘、妇女难产等。现代药理研究证明,海马提取物有雌、雄激素样作用。其雄激素样作用比蛤蚧为强,其激素样作用可能与平喘治哮喘有关。治疗哮喘的海马药膳方如下,可酌情选用。

(1)海马3克,当归6克,大米60克,甜味素适量。前2味水煎取汁,入大米煮成粥,加甜蜜素调味即可。每日1剂,分2次服用。具有补肾助阳、养血平喘等作用。适用于肾阳不足性哮喘等。

(2)海马、核桃仁各等量,白糖适量。前2味共研为末和匀,贮存备用。每日2次,每次6克,加白糖适量,白开水送服。具有补肾助阳、补肺敛肺、润肠通便等作用。适用于肺肾两虚性哮喘者。

(3)海马适量,焙干研为末,贮存备用。每日2次,每次3克,白开水冲服。具有温肾助阳等作用。适用于肾阳不足性哮喘。

## 17. 艾叶药膳方

中医学认为,艾叶性温,味苦、辛。具有温经止血、散寒止痛、平喘等作用。适用于虚寒性崩漏、痛经、哮喘、皮肤湿疹瘙痒等。现代药理学研究证明,艾叶蒸馏所得的挥发油,具有平喘的作用。其主要成分有桉叶素、松油烯醇、β-石竹烯等,具有平喘、镇咳、祛痰、抑菌、抗过敏等作用，以平喘作用尤为显著。治疗哮喘的艾叶药膳方如下，可酌情选用。

(1)艾叶 30 克，生姜 3 片，白面 15 克，芝麻油 50 克。芝麻油入锅煮沸，入艾叶炸黄，与生姜片一起切成细丝，然后与白面一起拌和如饼，再入芝麻油锅内炸黄捞出即可。每日 1 剂，1 次吃完，可连用 3 日。具有温中健脾、宣肺平喘等作用。适用于哮喘及慢性支气管炎。

(2)艾叶、虎耳草各 15 克，大米 100 克，甜味素适量。前 2 味水煎取汁，入大米煮成粥，加甜味素调味即可。每日 1 剂，分 2 次服用。具有益气补肾、宣肺平喘等作用。适用于肾虚性哮喘。

(3)艾叶油丸(每丸含艾叶油 0.075 毫升)，每次 2 丸，每日 3 次；艾叶油气雾剂，每日喷 2～3 次，每次喷 2～3 揿。二者均具有平喘、镇咳、祛痰等作用。适用于哮喘等。

## 18. 紫苏子药膳方

中医学认为，紫苏子(为紫苏的种子)性温，味辛。具有止咳平喘、润肠通便等作用。适用于痰壅气逆、咳嗽气喘等。临床上，紫苏子多与降气消痰、止咳平喘的药配伍应用治疗哮喘，如加味定喘汤(由麻黄、紫苏子、黄芩、杏仁、桑白皮、白果、法半夏、款冬花、射干、桔梗、板蓝根、甘草组成)治疗经抗感染及平喘对症治疗无效的小儿哮喘 63 例，59 例治愈，总有效率为 98.4%，效果满意。治疗哮喘的紫苏子药膳方如下，可酌情选用。

(1)紫苏子、甜杏仁、莱菔子各 10 克，大米 100 克，木糖醇适量。前 3 味水煎取汁，入大米煮成粥，加木糖醇调味即可。

每日1剂,分2次服用。具有温散化饮、降气平喘等作用。适用于寒哮伴胃肠功能失调、便秘者。

(2)紫苏子15克,干姜、炙甘草各6克,糯米100克,白糖适量。前3味水煎取汁,入糯米煮成粥,加白糖调味即可。每日1剂,分2次服用。具有化痰降气、肃肺平喘等作用。适用于寒哮痰多、胸闷者。

(3)紫苏子100克,生姜、炼乳、蜂蜜各250克,去核鸭梨块1 000克。生姜、鸭梨切碎,用干净纱布绞汁,待用;紫苏子水煎2次,合并药汁,与梨汁一起以小火熬制成膏糊状,再加入生姜汁、炼乳、蜂蜜搅拌均匀,继续加热至沸,停火,待冷,贮存备用。每日2次,每次50克,白开水冲服,每3日1剂。具有降气化痰、补肾定喘等作用。适用于哮喘伴腹胀纳差、痰多咳嗽者。

## 19. 葶苈子药膳方

中医学认为,葶苈子性大寒,味苦、辛。具有泻肺平喘、利水消肿等作用。适用于痰涎壅盛、咳嗽喘促、水肿、小便不利等,尤适用于痰多、下肢水肿性哮喘。临床上,用葶苈子定喘汤(由葶苈子、白果、麻黄、款冬花、半夏、桑皮、黄芩、杏仁、紫苏子、甘草组成)随症加减治疗小儿哮喘76例,总有效率为96.1%。治疗哮喘的葶苈子药膳方如下,可酌情选用。

(1)葶苈子、麻黄、白果、陈皮各4克,桑白皮、黄芩、甘草各3克,大米60克,白糖适量。前7味水煎取汁,入大米煮成粥,加白糖调味即可。每日1剂,分3次服用。具有泻肺停喘、止咳化痰等作用。适用于小儿热哮痰多者。

(2)葶苈子、紫苏、杏仁各10克,桑白皮15克,陈皮、半夏各6克,白萝卜肉块300克,食盐、味精、素油各适量。前6味水煎取汁，入白萝卜煮酥软，加入后3味煮至入味即可。每日1剂，分2次佐餐服用。具有清热宣肺、止咳化痰、理气平喘等作用。适用于热哮痰多者。

(3)葶苈子、麻黄各2克，黄芩、款冬花各3克，粳米50克，白糖适量。前4味水煎取汁，入粳米煮成粥，加白糖调味即可。每日1剂，分2～3次服用。具有清热宣肺、止咳平喘等作用。适用于小儿热哮等。

## 20. 紫菀药膳方

中医学认为，紫菀性微温，味苦、辛。具有化痰止咳、宣肺平喘等作用。适用于风寒咳嗽气喘、虚劳咳吐脓血，尤适用于肺虚咳喘、痰中带血。现代药理学研究指出，紫菀煎液1克/千克灌胃，对麻醉兔有显著的祛痰作用，且持续4小时以上；从紫菀提取物中分离得到的紫菀酮，小鼠腹腔注射5毫克，对氨雾所致咳嗽有较好的镇咳作用。治疗哮喘的紫菀药膳方如下，可酌情选用。

(1)紫菀、苦杏仁各10克，生姜末、麻黄各3克，大米60克，甜味素适量。前4味水煎取汁，入大米煮成粥，加甜味素调味即可。每日1剂，分2次服用。具有宣肺散寒、止咳定喘等作用。适用于哮喘伴鼻塞、流涕、恶寒、无汗者。

(2)紫菀、款冬花各10克，核桃仁20克，粟米60克，白糖适量。前2味水煎取汁，入核桃仁、粟米煮成粥，加白糖调味即可。每日1剂，分2次服用。具有补肾纳气、止咳定喘等作用。适用于肺肾虚性哮喘等。

(3)紫菀6克，杏仁(打碎)10克，陈皮12克，白糖适量。各味入杯，冲入沸水，加盖闷15分钟即可。每日1剂，代茶饮用，冲淡为止。具有宣肺散寒、化痰平喘等作用。适用于哮喘痰多者。

## 21. 紫苏药膳方

中医学认为，紫苏性温，味辛。具有解表散寒、行气宽中、解鱼蟹毒等作用。适用于风寒感冒、咳嗽气喘、胎动不安等，尤适用于风寒感冒引起的哮喘和孕妇哮喘。现代药理学研究证明，紫苏能扩张皮肤血管，刺激汗腺分泌，促进消化液分泌，有减少支气管分泌和缓解支气管痉挛等作用。治疗哮喘的紫苏药膳方如下，可酌情选用。

(1)紫苏、苦杏仁(打碎)各 10 克，姜末 3 克，粳米 60 克，饴糖适量。前 2 味水煎取汁，入粳米煮至粥将成，加入生姜、饴糖和匀煮成粥即可。每日 1 剂，分 2 次服用。具有宣肺平喘、化痰和胃等作用。适用于哮喘等。

(2)紫苏、炙麻黄各 6 克，北杏仁 10 克，大米 60 克，白糖适量。前 3 味水煎取汁，入大米煮成粥，加白糖调味即可。每日 1 剂，分 2 次服用。具有宣肺散寒、化痰平喘等作用。适用于哮喘伴咳痰清稀、胸闷不适等。

(3)紫苏、莱菔子各 10 克，厚朴 6 克，粳米 60 克，饴糖适量。前 3 味水煎取汁，入粳米煮成粥，加饴糖调味即可。每日 1 剂，分 2 次服用。具有温散化饮、降气和胃、平喘等作用。适用于哮喘伴胃肠功能失调等。

## 22. 百部药膳方

中医学认为，百部性微温，味甘、苦。具有润肺止咳平喘等作用。适用于新久咳嗽、老年咳喘、肺结核、百日咳等。现代药理学研究证明，百部生物碱能降低动物呼吸中枢的兴奋性，抑制咳嗽反射而具镇咳作用；100％百部生物碱提取液0.2毫升，对组胺所致的离体豚鼠支气管平滑肌痉挛有松弛作用，其作用强度与氨茶碱近似，但较缓慢而持久。治疗哮喘的百部药膳方如下，可酌情选用。

(1)百部、北杏仁各10克，核桃仁20克，大米60克，白糖适量。前2味水煎取汁，入大米煮化，加入核桃仁煮成粥，加白糖调味即可。每日1剂，分2次服用。具有润肺化痰、止咳平喘等作用。适用于哮喘痰多者。

(2)百部10克，白果仁12克，生姜汁、蜂蜜各适量。百部水煎取汁，入白果仁、生姜汁煮熟，加入蜂蜜调味即可。每日1剂，分2次服用。具有润肺止咳、化痰平喘等作用。适用于哮喘等。

(3)百部、贝母、核桃仁各等量，白砂糖适量。前3味共研为末和匀，贮存备用。使用时，取药末10克，加适量白砂糖，开水冲服，每日3次。具有补肾纳气、止咳化痰、平喘等作用。适用于肾虚性哮喘等。

(4)百部10克，地骨皮、半夏、陈皮各9克，生姜6克，大米60克，白糖适量。前5味水煎取汁，入大米煮成粥，加白糖调味即可。每日1剂，分2次服用。具有宣肺止咳、化痰平喘等作用。适用于哮喘痰多者。

## 23. 百合药膳方

中医学认为，百合性平，味甘、苦。具有养阴润肺、止咳平喘、补中益气、清心安神等作用。适用于肺阴虚咳喘等。治疗哮喘的百合药膳方如下，可酌情选用。

(1)百合120克，功劳叶、麦冬各50克，白蜜100克，冰糖适量。功劳叶、麦冬水煎取汁，入百合煮酥烂，加入冰糖煮化，加入白蜜和匀即可，贮存备用。每日2次，每次2勺，早晚服用。具有滋阴清热、除烦平喘等作用。适用于哮喘伴低热、烦躁、干咳等。

(2)百合30克，鸭梨丁块100克，粳米60克，饴糖适量。粳米入锅，加水煮化，加入前2味煮成粥，再加饴糖调味即可。每日1剂，分2次服用。具有滋阴清热、生津平喘等作用。适用于哮喘伴肺阴虚痰热内扰、干咳频作等。

(3)百合1 000克，地枫皮100克，蜂蜜500克。前2味先用水浸泡一夜后，洗净入锅，加水浸过面，先用大火煮沸，改用小火煮至熟烂，后用干净纱布滤渣取汁，加入蜂蜜和匀，贮存备用。每日2次，每次30毫升，早晚服用。具有养肺宁神、降气平喘等作用。适用于热哮伴心烦失眠者。

## 24. 白前药膳方

中医学认为，白前性平，味苦、辛。具有降肺气、祛痰、止咳、平喘等作用。与止咳化痰药合用可治各种咳嗽、哮喘等。临床上，用喘嗽宁片剂（由白前、地龙、白果、苦参、杏仁、桑白皮、陈皮、黄芩、甘草、茯苓等组成）治疗308例哮喘痰热壅肺者，总有效率为94.8%。药理实验证明，本片剂具有解痉、降压、镇静、抗过敏和抗炎等作用，故对哮喘伴高血压、心动过速者尤为合适。治疗哮喘的白前药膳方如下，可酌情选用。

(1)白前10克，紫菀、半夏、款冬花各9克，大米60克，白糖适量。前4味水煎取汁，入大米煮成粥，加白糖调味即可。

每日1剂，分2次服用。具有宣肺散寒、化痰平喘等作用。适用于寒哮痰不易咳出等。

(2)白前、桑白皮、地骨皮各10克，粳米60克，甜味素适量。前3味水煎取汁，入粳米煮成粥，加甜味素调味即可。每日1剂，分2次服用。具有清热宣肺、止咳平喘等作用。适用于热哮咳嗽等。

## 25. 防风药膳方

中医学认为，防风性温，味辛、甘。具有祛风解表、胜湿止痛、抗过敏平喘等作用。适用于感冒、过敏性鼻炎、哮喘伴过敏性鼻炎等。现代药理学研究证明，防风具有解热、镇痛、镇静、抑菌、抗炎、抗过敏和增强非特异性免疫功能等作用。防风水煎剂能抑制2,4-二硝基氯苯所致的迟发型过敏反应，对致敏豚鼠离体气管、回肠平滑肌的过敏性收缩均有明显的抑制作用。临床上，用以防风为主的"抗敏煎"(由防风、银柴胡、五味子、乌梅组成)治疗过敏性哮喘48例，总有效率为93.6%。治疗哮喘的防风药膳方如下，可酌情选用。

(1)防风、五味子、柴胡各10克，乌梅6克，大米60克，饴糖适量。前4味水煎取汁，入大米煮成粥，加饴糖调味即可。每日1剂，分2次服用。具有祛风解表、抗过敏、纳气平喘等作用。适用于过敏性哮喘等。

(2)防风、徐长卿各15克，乌梅10克，粳米100克，甜味素适量。前3味水煎取汁，入粳米煮成粥，加甜味素调味即可。每日1剂，分2次服用。具有祛风解表、抗过敏平喘等作用。适用于过敏性哮喘等。

(3)防风、白术各10克，黄芪15克，大米60克，白糖适量。

前3味水煎取汁，入大米煮成粥，加白糖调味即可。每日1剂，分2次服用。具有益气健脾、抗过敏等作用。适用于预防过敏性哮喘。

## 26. 黄芩药膳方

中医学认为，黄芩性寒，味苦。具有清热燥湿、泻火解毒作用。适用于热性和过敏性哮喘等。现代药理学研究表明，黄芩所含的黄芩苷、黄芩苷元对豚鼠离体气管过敏性收缩及整体动物过敏性哮喘均有缓解作用；黄芩素还能抑制由同种及异种抗体引起的被动变态反应。临床上，黄芩及其复方制剂对肺部感染、哮喘继发感染，尤其对口干、口臭、咳吐黄痰的热性哮喘和过敏性哮喘更为合适。治疗哮喘的黄芩药膳方如下，可酌情选用。

(1)黄芩、黄柏各10克，苦杏仁9克，大米60克，白糖适量。前3味水煎取汁，入大米煮成粥，加白糖调味即可。每日1剂，分2次服用。具有清热燥湿、祛痰平喘等作用。适用于湿热性热哮咳吐黄痰等。

(2)黄芩15克，川贝母、紫苏各10克，粳米60克，饴糖适量。前3味水煎取汁，入粳米煮成粥，加饴糖调味即可。每日1剂，分2次服用。具有燥湿化痰、止咳平喘等作用。适用于痰湿性哮喘等。

(3)黄芩、牛膝各10克，紫菀9克，大米60克，白糖适量。前3味水煎取汁，入大米煮成粥，加白糖调味即可。每日1剂，分2次服用。具有燥湿化痰、止咳平喘等作用。适用于痰湿性哮喘等。

## 27. 沙参药膳方

中医学认为，沙参性微寒，味甘。具有润肺止咳、养阴生津等作用。适用于干咳少痰、咽干口渴等阴虚性哮喘者。现代药理学研究表明，沙参有增加外周白细胞、提高淋巴细胞转化率及增强体液免疫等作用；其祛痰作用较强，可持续4小时以上。临床上，用强肺丸（由沙参、黄芪、白术等组成）治疗哮喘，效果较好。治疗哮喘的沙参药膳方如下，可酌情选用。

（1）沙参、百合各15克，黄芪、白术各10克，猪瘦肉片100克，料酒、葱、姜、食盐、味精、色拉油各适量。前4味水煎取汁，入其余各味和匀煮至肉酥熟入味即可。每日1剂，分2次佐餐服用。具有补益气血、止咳平喘等作用。适用于气阴两虚性哮喘等。

（2）沙参、麦冬各15克，苦杏仁10克，大米60克，饴糖适量。前3味水煎取汁，入大米煮成粥，加饴糖调味即可。每日1剂，分2次服用。具有养阴润肺、止咳平喘等作用。适用于肺阴虚性哮喘干咳无痰等。

（3）沙参、川贝母各10克，冬虫夏草末3克，粳米60克，甜味素适量。前2味水煎取汁，入粳米煮至粥将成，加入其余2味和匀煮成粥即可。每日1剂，分2次服用。具有养阴润肺、补肺纳气、止咳平喘等作用。适用于肺虚性哮喘等。

## 28. 黄芪药膳方

中医学认为，黄芪性微温，味甘。具有补气升阳、益卫固表、利水消肿等作用。适用于感冒、过敏性鼻炎、哮喘伴感冒易出汗者，可用蜜炙黄芪，可同时加用山药、白术、麻黄根；哮喘气短、动则喘甚者，可加用升麻、沉香；哮喘伴有水肿者，则用生黄芪，加用茯苓、制附片。治疗哮喘的黄芪药膳方如下，可酌情选用。

(1)黄芪 15 克，白术、防风各 10 克，鸡肉块 200 克，料酒、葱、姜、食盐、味精各适量。前 3 味水煎取汁，入其余各味煮至鸡肉酥熟入味即可。每日 1 剂，分 2 次佐餐服用。具有益气健脾、抗感冒、抗过敏等作用。适用于预防哮喘发作等。

(2)黄芪 30 克，大枣 10 枚，糯米 100 克，红糖适量。黄芪水煎取汁，入大枣、糯米煮成粥，加红糖调味即可。每日 1 剂，分 2 次服用。具有益气养血、扶正平喘等作用。适用于寒哮伴有平素容易出汗、感冒者。

(3)黄芪 30 克，淮山药 20 克，茯苓 15 克，乳鸽肉丁块 150 克，粳米 100 克，食盐、味精、素油各适量。前 3 味水煎取汁，入粳米煮化，加入鸽肉丁煮至粥将成，再加入后 3 味和匀煮成粥即可。每日 1 剂，分 2 次服用。具有健脾化饮、益气平喘等作用。适用于寒性哮喘伴内脏下垂者。

(4)生黄芪 20 克，五味子 10 克，大米 60 克，白糖适量。前 2 味水煎取汁，入大米煮成粥，加白糖调味即可。每日 1 剂，分 2 次服用。具有补中益气、固表止汗等作用。适用于哮喘伴久咳汗出、气短乏力等。

## 29. 淫羊藿药膳方

中医学认为，淫羊藿(仙灵脾)性温，味辛。具有补肾壮阳、止咳平喘等作用。适用于阳虚喘咳之症，尤适用于肾阳虚性哮喘和激素依赖性哮喘等。临床上，用单味淫羊藿丸治疗慢性支气管炎、哮喘 1 066 例，总有效率为 74.6%。治疗哮喘的淫羊藿药膳方如下，可酌情选用。

(1)淫羊藿、灵芝各20克，核桃仁30克，粳米100克，葱花、姜末、食盐、味精、素油各适量。前2味水煎取汁，入核桃仁、粳米煮至粥将成，加入各味调料和匀煮成粥即可。每日1剂，分2次服用。具有补益肺肾、纳气平喘等作用。适用于肾气不足哮喘伴畏寒怕冷、夜间烦躁失眠等。

(2)淫羊藿30克，补骨脂15克，童子鸡肉块300克，黄酒、葱、姜、食盐、味精各适量。前2味水煎取汁，入其余各味煮至鸡块酥熟入味即可。每日1剂，分2次佐餐服用。具有温肾助阳、纳气平喘等作用。适用于肾虚寒性哮喘。

(3)淫羊藿15克，五味子、干姜各6克，糯米100克，红糖适量。前3味水煎取汁，入糯米煮成粥，加红糖调味即可。每日1剂，分2次服用。具有温肾助阳、纳气平喘等作用。适用于肾气不足性哮喘气短乏力等。

## 30. 补骨脂药膳方

中医学认为，补骨脂性大温，味苦、辛。具有补肾助阳、温脾止泻等作用。适用于脾肾阳虚咳喘等，尤适用于阳虚性哮喘或伴腹泻的激素依赖性哮喘等。临床上，用补骨脂汤(由补骨脂、地龙、全蝎、僵蚕、麻黄、厚朴、七叶一枝花组成)治疗哮喘，获得了显著的疗效。治疗哮喘的补骨脂药膳方如下，可酌情选用。

(1)补骨脂、淫羊藿各20克，母鸡肉块200克，料酒、葱、姜、食盐、味精各适量。前2味水煎取汁，入其余各味煮至母鸡肉块酥熟入味即可。每日1剂，分2次佐餐服用。具有温阳补肾、纳气平喘等作用。适用于肾虚寒性哮喘等。

(2)补骨脂、甜杏仁各15克,核桃仁30克,糯米100克,生姜末、白砂糖、食盐各适量。前2味水煎取汁,入核桃仁、糯米煮至粥将成,加入后3味调料和匀煮成粥即可。每日1剂,分2次服用。具有温补肾阳、纳气平喘等作用。适用于寒哮伴夜尿增多等。

(3)补骨脂、核桃仁各等份,蜂蜜适量。前2味共研为末和匀,贮存备用。每日2次,每次1勺,用蜂蜜水送服。具有补肾温肺、纳气定喘等作用。适用于肺肾虚性哮喘等。

## 31. 紫河车药膳方

中医学认为,紫河车(人胎盘)性温,味甘、咸。具有温阳补肾平喘等作用。适用于肺肾不足性咳喘,尤适用于肾阳虚性哮喘及激素依赖性哮喘等。由胎盘提取的胎盘球蛋白含有多种抗体,能增强机体免疫功能,对肺结核、哮喘有良效。临床上,用紫蛤散(由紫河车、蛤蚧、桔梗、陈皮组成)治疗哮喘及喘息性支气管炎58例,总有效率为96%。治疗哮喘的紫河车药膳方如下,可酌情选用。

(1)紫河车500克,蛤蚧200克,桔梗、陈皮各150克,白糖适量。前4味共研为细末和匀,贮存备用。每日2~3次,每次取药末30克,用白糖水送服。具有温阳补肾、化痰止咳、定喘等作用。适用于肾虚性哮喘等。

(2)鲜胎盘丁块100克,补骨脂末30克,粳米100克,料酒、葱、姜、食盐、味精各适量。粳米入锅,加水煮至米化开时,加入其余各味和匀煮成粥即可。每日1剂,分2次服用。具有补肾温阳、纳气平喘等作用。适用于肾气不足性哮喘伴气短懒言、大便稀溏者。

(3)鲜胎盘丁块100克,沉香末6克,糯米60克,料酒、葱、姜、食盐、味精各适量。糯米入锅,加水煮至米化开,加入其余各味和匀煮成粥即可。每日1剂,分2次服用。具有益肾助阳、纳气平喘等作用。适用于肾气不足性哮喘伴气血亏虚、腰酸肢冷、气短者。

## 32. 肉桂药膳方

中医学认为,肉桂性大热,味辛、甘。具有温中补阳、补肾平喘、散寒止痛等作用。适用于肺寒咳喘,尤适用于寒性哮喘。治疗哮喘的肉桂药膳方如下,可酌情选用。

(1)肉桂、冬虫夏草各3克,母鸡肉块200克,料酒、葱、姜、胡椒粉、食盐、味精各适量。各味入砂锅,加水没过面,煮沸,改小火煮至鸡肉酥熟入味即可。每日1剂,分2次佐餐服用,每次吃鸡肉喝汤各一半。具有益气温阳、纳气平喘等作用。适用于寒冷性哮喘伴手足发冷、腰背畏寒、夜尿频。

(2)肉桂、干姜各6克,兔肉块200克,料酒、葱、姜、食盐、味精、素油各适量。各味入砂锅,加水没过面,煮沸,改小火煮至兔肉酥熟入味即可。每日1剂,分2次佐餐服用,每次吃肉喝汤各一半。具有温肾助阳、纳气定喘等作用。适用于寒哮等。

(3)肉桂6克,桂枝10克,鸭肉块300克,料酒、葱、姜、食盐、味精各适量。各味入砂锅,加水没过面,大火煮沸,改小火煮至鸭肉酥熟入味即可。每日1剂,分2次佐餐服用,每次吃肉喝汤各一半。具有滋补肝肾、纳气平喘等作用。适用于肝肾虚性寒哮等。

### 33. 桃仁药膳方

中医学认为,桃仁性平,味辛、苦。具有活血祛痰、止咳平喘等作用。适用于血瘀性哮喘,以及以咳嗽为主的变异性哮喘等。桃仁尚有与杏仁相似的止咳平喘作用。临床上,用祛瘀定喘方(由桃仁、当归、杏仁等组成)治疗喘息性支气管炎、哮喘、阻塞性肺气肿的总有效率为91%。治疗哮喘的桃仁药膳方如下,可酌情选用。

(1)桃仁、莱菔子、紫苏叶各10克,大米60克,红糖适量。前3味水煎取汁,入大米煮成粥,加红糖调味即可。每日1剂,分2次服用。具有活血祛痰、止咳平喘等作用。适用于血瘀痰滞性哮喘等。

(2)桃仁10克,紫苏9克,核桃仁30克,糯米60克,红糖适量。前2味水煎取汁,入糯米煮化,加入核桃仁煮成粥,加红糖调味即可。每日1剂,分2次服用。具有补肾纳气、活血祛痰、止咳平喘等作用。适用于老年性哮喘等。

(3)桃仁10克,紫苏子、麻黄各6克,大米60克,红糖适量。前3味水煎取汁,入大米煮成粥,加红糖调味即可。每日1剂,分2次服用。具有活血祛瘀、降气平喘等作用。适用于血瘀痰多性哮喘等。

## (三)食疗方

### 1. 具有解痉平喘作用的食物

在古医书中记载及经现代药理学研究证明,具有解痉平喘作用的食物有：南瓜、山药、菜豆、豆腐、萝卜、西葫芦、黄瓜、丝瓜、冬瓜、生姜、大蒜、猪肺、鸡肉及鸡蛋、鹌鹑肉及蛋、动物胎盘、动物胆汁、鳖蛋、龟血、青蛙、鲤鱼、海蜇皮、橘和柑、黄皮果、无花果、杨梅、柿子、枇杷、梨、猕猴桃、荸荠、燕窝、核桃仁、茶等。

## 2. 南瓜方

中医学认为，南瓜性温，味甘。具有补中益气、化痰止咳、平喘杀虫等作用。适用于虚寒性咳喘、肺痈等。南瓜所含钙、铁、胡萝卜素、果胶、维生素C等，对哮喘防治有利。

(1)老南瓜丁块300克，甜杏仁(打碎)、紫苏子、炙麻黄各10克，葱、姜、食盐、味精、素油各适量。杏仁、紫苏子、麻黄水煎取汁，入南瓜煮酥熟，再加入调料煮入味即可。每日1剂，分2次佐餐服用。具有补气健脾、止咳平喘等作用。适用于哮喘、喘息性支气管炎等。

(2)嫩南瓜片、鲜山药片各150克，牛蒡子、柿霜饼各15克，白糖适量。牛蒡子水煎取汁，入其余4味煮至酥熟即可。每日1剂，分2次服用，可连用7～10剂。具有清补肺脾、止咳平喘等作用。适用于哮喘、喘息性支气管炎等。

(3)老南瓜块200克，麦芽30克，牛肉块100克，料酒、葱、姜、食盐、味精各适量。各味入砂锅，加水没过面，先用大火煮沸，改小火煮至牛肉酥熟入味即可。每日1剂，分2次服用。具有补益肺脾、气血，止咳定喘等作用。适用于气血虚性哮喘等。

(4)南瓜块300克，紫苏10克，生姜片6克，甜味素适量。紫苏、生姜水煎取汁，入南瓜煮酥熟，加甜味素调味即可。每日

1剂，分2次服用，可连用7～10剂。具有补益肺脾、止咳定喘等作用。适用于肺脾两虚性哮喘等。

(5)南瓜丁块3 000克，麦芽1 500克，生姜汁60克，木糖醇100克。前2味煮酥烂，用干净纱布绞汁，加入生姜汁、木糖醇和匀，用小火熬成膏状即可，贮存备用。每日2次，每次取60克，早晚用开水冲服。具有健脾益肺、散寒化痰、润肺平喘等作用。适用于肺脾气虚反复发作的哮喘者。

(6)南瓜丁块300克，紫苏子10克，核桃仁20克，大米60克，白糖适量。紫苏子水煎取汁，入南瓜、核桃仁、大米煮成粥，加白糖调味即可。每日1剂，分2次服用。具有健脾益肾、止咳定喘等作用。适用于脾肾两虚性哮喘。

(7)南瓜丁块500克，生姜汁75克，麦芽糖100克。南瓜入锅，加水煮沸，改小火煮至酥烂，用干净纱布取汁，加入后2味和匀煎浓即可。每日3次，每次1匙，口服。具有调中祛寒、润肺止喘等作用。适用于各类哮喘，尤适用于胃气虚寒、肺阴不足性哮喘。

### 3. 萝卜方

中医学认为，萝卜性凉，味辛、甘。具有化痰平喘、下气止咳、消积宽中、清热止血等作用。适用于感冒、咳嗽、哮喘、衄血、咯血、咽喉肿痛等。李时珍曾说萝卜“生食生气，熟食降气”。哮喘患者每闻煤烟浊气则发作，此时如用冰糖炖萝卜服食，可起防治哮喘发作的显著效果。“十月萝卜小人参”，萝卜所含的维生素A、维生素C、钙、铁、铜、锌及木质素等，对哮喘防治有利。

(1)萝卜汁1杯，麦芽糖100克，豆腐块500克，食盐、味精各适量。各味入锅煮熟即可。每日1剂,分2次热服。具有润肺清热、化痰平喘等作用。适用于热性哮喘。

(2)萝卜肉片块500克,猪肺块200克,料酒、葱、姜、食盐、味精各适量。各味入砂锅,加水没过面,先用大火煮沸,改用小火煮至猪肺酥熟入味即可。每日1剂,分2次佐餐服用。具有补肺降逆、顺气平喘等作用。适用于虚性哮喘。

(3)冬至前后,取红皮白心大萝卜1个,对剖成两半,中间挖空成蛋形,放入新鲜鸡蛋1个(头朝上),然后将两半合拢,用线绳扎紧(注意不要把鸡蛋压碎),将其栽入花盆内,再适当浇水晒太阳,使萝卜成长并长出新芽叶,待81天后挖出,取蛋;萝卜洗净,切片,用水煮酥熟,再打入鸡蛋(已散黄,但不臭),煮熟,不加盐,分次食用。具有补虚损、理气血、止咳化痰、下气平喘等作用。适用于过敏性哮喘。

(4)白萝卜片300克,水发海带小片60克,蒲公英10克,盐、味精、蒜泥、芝麻油各适量。前2味入锅,加水煮沸,改小火煮至萝卜酥熟,加入后5味和匀煮沸煮入味即可。每日1剂,分2次佐餐服用。具有清热解毒、利湿化痰、理气平喘等作用。适用于哮喘咳嗽痰多等。

(5)白萝卜汁300毫升,蜂蜜30毫升。每日1剂,每次100毫升,分3次服用。具有养润燥、理气化痰、止咳平喘等作用。适用于各类哮喘,尤适用于肺虚津伤、咳吐黏痰或鼻出血性哮喘。

(6)白萝卜汁1碗,红糖适量。每日1剂,煮沸后服用。具有暖胃和中、化痰止咳、下气平喘等作用。适用于各型哮喘。

### 4. 丝瓜方

中医学认为，丝瓜的根、茎、叶、花、种子及老熟的瓜络均可入药，其中瓜实性平味甘，有清热化痰、凉血解毒等作用；瓜络性平味甘，以通络见长；瓜藤性平味甘，具有止咳、化痰、平喘等作用；瓜根性平味甘，具有消炎解毒、去腐生肌等作用；瓜子性凉味苦微甘，具有清热化痰、润燥解毒、驱虫等作用。丝瓜含维生素 A、维生素 C、钙、铁、纤维素等，对哮喘防治有利。

(1)丝瓜肉丁块 100 克，鸡蛋膜 2 张，粳米 60 克，食盐、味精、芝麻油各适量。鸡蛋膜水煎取汁，入粳米煮至粥将成，加入丝瓜和调料和匀，再煮成粥即可。每日 1 剂，分 2 次服用。具有清热化痰、止咳平喘、调和脾胃等作用。适用于热性哮喘。

(2)经霜丝瓜 2 条，大枣、生姜各适量。丝瓜烧灰存性研为末，用枣泥调和为丸，每丸重 3 克，备用。每日 2 次，每次 1 丸，姜汤送服。具有散寒和胃、消痰止喘等作用。适用于哮喘。

(3)丝瓜花 10 克，蜂蜜 15 克。丝瓜花入杯，冲入沸水，加盖闷 10 分钟，加入蜂蜜服用。每日 1 剂，代茶饮用，冲淡为止。具有清热止咳、消痰止喘等作用。适用于热哮等。

(4)小丝瓜连蒂数条，洗净，切断，煮烂，取浓汁服用；经霜丝瓜藤 120 克，切成段，洗净，加水 3 碗，煎煮至 1 碗，分早晚 2 次饮用；将丝瓜藤离根 1.0～1.3 米处剪断，断处上端插入瓶中，即可有鲜汁滴入瓶内，1 天约可收集 500 毫升，哮喘发作时，每日 3 次，每次服 20 毫升。以上各方具有清热化痰、止咳平喘等作用。适用于热哮等。

## 5. 冬瓜方

中医学认为,冬瓜的皮、子、肉、瓤、叶均可入药。冬瓜性微寒,味甘、淡。具有利水消肿、清热化痰、除烦解毒等作用。适用于痰热喘咳、水肿、肥胖等。冬瓜含胡萝卜素、B族维生素、维生素C、钙、铁、纤维素等,对哮喘防治有益。

(1)冬瓜肉丁块300克,川贝母末10克,陈皮末6克,大米60克,食盐、味精、素油各适量。冬瓜入锅,加水煮沸,改小火煮至冬瓜酥熟,加入其余各味和匀煮沸即可。每日1剂,分2次佐餐当汤服用。具有清热化痰、止咳平喘等作用。适用于热性哮喘等。

(2)冬瓜皮100克,苦杏仁10克,梨皮30克,粳米60克,食盐、味精、芝麻油各适量。前3味水煎取汁,入粳米煮成粥,加后3味和匀稍煮即可。每日1剂,分2次服用。具有清热化痰、止咳定喘等作用。适用于热哮痰多者。

(3)未脱花蒂小冬瓜1个,冰糖适量。冬瓜洗净,刷去毛刺,切去冬瓜的上端当盖,挖去瓜瓤,填入冰糖,再盖上瓜盖,放锅内蒸烂熟冰糖化即可。每日2次,取液汁饮用,可连用3～4个。具有利水平喘等作用。适用于寒哮。

## 6. 山药方

中医学认为,山药性温,味甘。具有补中益气、健脾和胃、益肺补肾、平喘止泻等作用。适用于脾虚久泄、肺虚喘咳、慢性肾炎等。其所含的胡萝卜素、B族维生素、维生素C、钙、铁等对哮喘防治有益。

(1)鲜山药肉块120克,甘蔗汁200克。山药蒸熟,捣成泥状，再与甘蔗汁和匀，入锅中用小火煮热即可。每2日1剂，分4次食用，每日分早晚2次服用。具有健脾益肾、润肺平喘作用。适用于脾肾虚弱、阴津亏虚性老年哮喘。

(2)生山药肉45克，甘蔗汁30毫升，酸石榴汁18毫升，生鸡蛋黄4个。锅中加水1碗，加入山药煮酥熟，再加入其余3味和匀煮熟即可。每日1剂，分2次服用。具有补益脾肾、止咳平喘等作用。适用于脾肾虚久咳性哮喘。

(3)山药肉丁块100克，苦杏仁、川贝母各10克，大米60克，甜味素适量。苦杏仁、川贝母水煎取汁，入大米煮化，加入山药煮成粥，加甜味素调味即可。每日1剂，分2次服用。具有补气平喘、止咳化痰等作用。适用于肺脾气虚哮喘咳嗽痰多者。

## 7. 生姜方

中医学认为，生姜性温，味辛。具有发表散寒、温中止呕、化痰止咳、解毒平喘等作用。适用于风寒感冒、咳嗽、胃寒呕吐、寒饮哮喘，尤适用于进食鱼、蟹引起的哮喘，对食管反流引起的哮喘及胃痛呕吐引起的哮喘也有效。生姜含胡萝卜素、B族维生素、维生素C、钙、铁及辛辣的抗氧化成分，对哮喘防治有益。

(1)生姜末15克，川贝母末6克，鸡蛋1个，素油适量。鸡蛋打入碗内，入前2味搅匀，入熟素油煸炒熟即可。每日1剂，分2次服用。具有补阴养血、止咳平喘等作用。适用于阴血虚性哮喘等。

(2)生姜丝30克，甜杏仁(打碎)10克，蜂蜜适量。前2味入杯，冲入沸水，加盖闷15分钟后，加入蜂蜜即可。每日1剂，代茶饮用，冲淡为止。具有润肺补中、润肠通便、止咳平喘等作用。适用于便秘性哮喘等。

(3)生姜片 6 克，炙半夏、陈皮各 10 克，大米 60 克，木糖醇适量。前 2 味水煎取汁，入大米煮成粥，加木糖醇调味即可。每日 1 剂，分 2 次服用。具有止吐和胃、理气平喘等作用。适用于呕吐性食管反流性哮喘等。

## 8. 大蒜方

中医学认为，大蒜性温，味辛。具有广谱抗菌、消炎驱虫、止咳祛痰、宣窍平喘、消肿解毒等作用。适用于肺结核、支气管炎、哮喘、流感、痢疾等。大蒜所含的 B 族维生素、维生素 C、钙、铁、纤维素等，对哮喘防治有益。

(1)大蒜片 20 克，四季豆段 150 克，泡发黑木耳 30 克，食盐、味精、素油各适量。素油入锅烧热，入大蒜煸炒出香味，加入四季豆、木耳煸炒至酥熟，再加入食盐、味精调味即可。每日 1 剂，分 2 次佐餐服用。具有温中下气、止咳平喘等作用。适用于肾虚性哮喘等。

(2)大蒜瓣 15 个，黑母鸡肉块 300 克，食醋、糖各适量。各味入锅，加水适量煮沸，改小火煮至母鸡肉酥熟即可。每日 1 剂，分 2～3 次服用。具有补益气血、抗菌消炎、止咳平喘等作用。适用于日久不愈的哮喘。

(3)紫皮大蒜 60 克，红糖 90 克。大蒜去皮捣如泥，入红糖调匀，加适量水熬成膏状即可。隔日 1 剂，每日早中晚各服 1 次，每次服 1 匙。具有止咳化痰、补中平喘等作用。适用于各型哮喘。

(4)大蒜 10 个，食醋、白糖各适量。大蒜去皮，洗净，晾干，入容器内，倒入食醋、白糖浸泡，1 周后启用。每日 1 次，早晨空腹食蒜瓣 1～2 个，并喝一些糖醋汁，连用 10～15 日为 1 个疗程。具有止咳化痰、抗炎平喘等作用。适用于各型哮喘。

## 9. 豆腐方

中医学认为，豆腐性凉，味甘。为清凉性滋补品，具有清热散血、调中化痰、利尿解毒等作用。可有效地改善哮喘患者的咳嗽、痰喘等症状。

(1)豆腐 1 块，生萝卜汁半杯，饴糖 60 克。各味入锅，煮沸片刻，搅匀即可。每日 1 剂，分早晚 2 次温服。具有清热化痰、止咳平喘等作用。适用于热性哮喘。

(2)豆腐干丁 100 克，马兰头 300 克，白糖、食盐、味精、芝麻油各适量。马兰头去杂，洗净，入开水焯一下，凉后切成细末；豆腐干入开水焯一下，与马兰头一起拌匀，然后加入后 4 味拌匀入味即可。每日 1 剂，分 2 次佐餐服用。具有清肝润肺降火、泄浊化痰平喘等作用。适用于热哮等。

(3)豆腐块 300 克，玉米须 100 克，水发香菇 60 克，葱、姜、食盐、味精、芝麻油各适量。玉米须水煎取汁，入豆腐、香菇煮沸，再加入调料煮入味即可。每日 1 剂，分 2 次佐餐当汤服用。具有化湿利水、祛痰平喘等作用。适用于哮喘咳嗽、气急等。

(4)嫩豆腐块 300 克，鲜蘑菇片 100 克，枸杞子、嫩笋丁块各 20 克，葱、姜、食盐、味精各适量，高汤 500 毫升。各味入锅，加适量清水煮沸，改小火煮至汤入味即可。每日 1 剂，分 2 次佐餐当汤服用。具有健脾利湿、化痰止咳、养阴平喘等作用。适用于肺脾两虚、肺肾阴虚性哮喘。

(5)嫩豆腐块 250 克，水发黑木耳 60 克，甜杏仁(打碎)10

克，食盐、味精、色拉油各适量。木耳、杏仁入锅，加水煮沸，入其余各味煮沸煮至入味即可。每日 1 剂，分 2 次佐餐服用。具有清热和中、化痰止咳、平喘等作用。适用于热性哮喘痰多等。

(6)豆腐 100 克，炒黑芝麻、炒核桃仁各 30 克，糖、食醋各适量。豆腐切块，入沸水焯一下，捞出入盘，芝麻、核桃仁研为末入盘，再加入糖、食醋拌匀即可。每日 1 剂，分早晚 2 次服用。具有益肾健脾、扶正平喘等作用。适用于小儿脾肾不足性哮喘。

(7)嫩豆腐 500 克，麦芽糖 100 克，生萝卜汁 1 杯。3 味入锅，混匀煮沸即可。每日 1 剂，分 2 次服用。具有清热化痰、止咳平喘、调和脾胃等作用。适用于热性哮喘等。

## 10. 鸡肉方

中医学认为，鸡肉性温，味甘。具有温中益气、补虚平喘等作用。适用于年老体虚、虚性咳喘、月经不调等。鸡肉的维生素 A、B 族维生素、钙、铁含量较高，对哮喘防治有益。

(1)乌骨鸡(杀白、洗净、切成块)1 只，大蒜瓣 15 克，食醋 1 500毫升，白糖适量。前 3 味入砂锅，用大火煮沸，改用中火煮 45 分钟，加入白糖调味即可。每 3 日 1 剂，每日早晚各服 2 次，每次各服 1/6。具有补益气血、抗菌消炎、止咳平喘等作用。适用于哮喘日久不愈、身体虚弱者。

(2)母鸡(杀白、去内脏、洗净)1 只，柚子(去皮取肉、切成丁块)1 只。柚子肉放入鸡腹中，置蒸锅内，隔水蒸酥熟即可。每周 1 剂，每天吃鸡肉、柚子及汤各 1 次，每次取其 1/7。具有健脾化痰、止咳平喘等作用。适用于脾虚性哮喘。

(3)子鸡(杀白、去内脏、洗净、切成块)1只,山药肉块200克,料酒、葱、姜、食盐、味精各适量。各味入砂锅,加水没过面,大火煮沸,改小火煮至鸡肉酥熟入味即可。隔日1剂,每日2次,吃鸡肉、山药及汤,分4次服完。具有补气血、开脾胃、止咳平喘等作用。适用于虚性哮喘。

## 11. 鸡蛋方

中医学认为,鸡蛋性平,味甘。具有补阴益血、除烦安神、补脾和胃等作用。适用于阴虚肺燥咳喘、肺结核咯血、心烦失眠等。鸡蛋的维生素A、B族维生素、钙、铁及氨基酸含量较高,有益于哮喘的防治。

(1)鲜鸡蛋20个,用新鲜童尿、食盐(90克)、稻草灰(以糯稻草更好)调匀成泥浆状,包裹鸡蛋腌制,4日后,每日取出1个鸡蛋洗净,煮熟食用;鸡蛋10个,浸入健康人尿草木灰中,待40日(至蛋皮变蓝或青色)后,每日取出1个,煮熟服用;鸡蛋20个,放入新鲜童尿中,浸泡4天后,每日取出1个,漂洗后蒸熟服用。以上各方有补阴血、和脾胃、止咳定喘、养心安神等作用。适用于阴血虚性哮喘。

(2)鸡蛋黄10个,冰糖100克,米酒500毫升。蛋黄与冰糖末混匀打散,再冲入米酒和匀,放置10天后启用。每晚服用1次,每次服30毫升。具有补肺润燥、补脾和胃、止咳化痰、安神平喘等作用。适用于肺脾虚性哮喘。

(3)鸡蛋2个,新鲜韭菜段100克,食盐、素油各适量。鸡蛋打入碗中搅散,素油入锅烧热,入鸡蛋炒热,再加入韭菜及食盐翻炒至熟即可。每日1剂,分2次佐餐服用。具有温中养血、补肾平喘等作用。适用于肾虚寒性哮喘等。

(4)鸡蛋2个,活竹蛏5只,食盐、味精、芝麻油各适量。鸡蛋入碗,竹蛏捣烂加入碗中,与蛋一起搅散,加食盐、味精、芝麻油及适量水和匀,隔水蒸熟服用,每日1剂。具有补阴益血、止咳平喘、清热安神等作用。适用于阴血虚性哮喘等。

(5)鸡蛋黄熬成蛋黄油,装入胶囊备用。每日3次,每次2粒服用。具有补虚平喘等作用。适用于虚性哮喘。

## 12. 鹌鹑肉和蛋方

中医学认为,鹌鹑肉蛋性平,味甘。鹌鹑肉具有补益五脏、益中续气、清热利湿、利尿消肿等作用。鹌鹑蛋具有补益气血、耐虚寒、抗过敏作用。它们适用于贫血、咳喘、肺结核等。二者的B族维生素、芦丁、铁、卵磷脂含量较高,对哮喘防治有益。

(1)鹌鹑肉丁块100克,山药肉丁块150克,大米60克,葱、姜、料酒、食盐、味精、色拉油各适量。前3味入锅,加水煮至粥将成时,加入各味调料和匀,再煮成粥即可。每日1剂,分2次服用。具有补益脾胃、益肾平喘等作用。适用于脾肾虚性哮喘。

(2)鹌鹑蛋3个,川贝母末3克,白糖适量。鹌鹑蛋打入碗中,加入后2味调匀,隔水蒸熟即可。每日1剂,服用1次。具有补益气血、止咳定喘等作用。适用于哮喘等。

(3)鹌鹑肉丁块100克,薏苡仁、大米各30克,料酒、葱、姜、食盐、味精、红糖、素油各适量。薏苡仁、大米入锅,加水煮化,加入鹌鹑肉、料酒、葱、姜和匀煮沸,改小火煮至粥将成,再加入后4味调匀煮成粥即可。每日1剂,分2次服用。具有健脾利湿、宣肺平喘等作用。适用于肺脾虚性哮喘等。

### 13. 猪肺方

中医学认为，猪肺性寒，味甘。具有滋阴养肺、止咳定喘等作用。适用于肺虚久咳喘等。

(1)猪肺丁块200克，薏苡仁、大米各30克，料酒、葱、姜、食盐、味精、素油各适量。薏苡仁、大米入锅，加水煮化，加入猪肺、料酒、葱、姜和匀煮沸，改小火煮至粥将成，再加入后3味调料煮成粥即可。每日1剂，分2次服用。具有清热润肺、益气平喘等作用。适用于肺脾虚性哮喘。

(2)猪肺丁块、山药肉丁块各100克，粟米、糯米各30克，料酒、葱、姜、食盐、味精、色拉油各适量。粟米、糯米入锅，加水煮化，加入猪肺、山药、料酒、葱、姜和匀煮沸，改小火煮至粥将成，再加入后3味调料煮成粥即可。每日1剂，分2次服用。具有补益肺肾、纳气平喘等作用。适用于肺肾两虚性哮喘等。

(3)猪肺块200克，百合30克，料酒、葱、姜、食盐、味精、素油各适量。前5味入锅，加水煮沸，改小火煮至猪肺酥熟，加入后3味调味即可。每日1剂，分2次佐餐服用。具有补肺养阴、止咳平喘等作用。适用于肺气阴虚性哮喘。

### 14. 动物胆汁方

中医学认为，动物胆汁性寒，味苦。具有消肿止痛、解毒除湿、清心凉肝、明目通便、平喘等作用。适用于目疾、哮喘、百日咳等。

(1)鲜羊胆汁、蜂蜜各120克。2味混匀后，隔水蒸2小时，装干净瓶备用。每次15～20克，早晚2次服用。具有清热宣肺、止咳定喘等作用。适用于痰热犯肺型哮喘等。

(2)牛胆汁焙干研为末,装入胶囊备用(每粒0.3克)。每日3次,每次2～3粒,饭后服用。具有清热通便、止咳定喘等作用。适用于热性哮喘。

(3)乌龟胆1个,黄酒适量。胆汁入碗,加入黄酒和匀,服用,每日1次。具有清热止咳平喘等作用。适用于热性哮喘等。

## 15. 鳖蛋龟血方

中医学认为,鳖蛋滋阴补肾,适用于阴虚性哮喘;龟血滋阴清热,能增强机体免疫功能,适用于热性哮喘等。

(1)鳖蛋3个,冰糖20克,黄酒适量。鳖蛋打入碗中,加后2味调散,隔水蒸熟即可。每日1剂,可连用3～4剂。具有补阴血、润肺平喘等作用。适用于肺阴虚哮喘。

(2)鳖蛋3个,酒酿适量。鳖蛋入锅,加水煮熟,去壳,待用;酒酿入锅,加水适量煮沸,再加入鳖蛋稍煮即可。每日1次,可连用数日。具有滋补阴血、润肺平喘等作用。适用于肺阴虚性哮喘。

(3)新鲜龟血3～4勺,加适量白糖调溶服食,每日1次。具有清热润肺、止咳平喘等作用。适用于热性哮喘等。

## 16. 海蜇皮方

中医学认为,海蜇皮性寒,味咸。具有软坚化痰、镇咳平喘、清热利水、去脂降压、润肠消积等作用。适用于慢性支气管炎、哮喘、高血压、高脂血症等。

(1)海蜇皮200克,荸荠200克,白糖适量。海蜇皮用开水反复洗净,荸荠去皮切开,2味入砂锅,加水煮沸,改小火煮1

小时，加白糖调味服用。每日 1 剂，分早晚 2 次服用。具有清热润肺、化痰消积、止咳平喘等作用。适用于热性哮喘。

(2)海蜇皮片、猪血块各 150 克，食盐、味精、葱、姜、料酒、素油各适量。各味入锅，加适量水煮熟煮入味即可。每日 1 剂，分 2 次佐餐服用。具有清热化痰、止咳定喘等作用。适用于热性哮喘等。

(3)海蜇皮丝、豆腐干丝各 100 克，黄瓜条 150 克，香醋、蒜泥、食盐、味精、芝麻油各适量。前 3 味分别入沸水焯一下，入盘，加入后几味拌匀即可。每日 1 剂，分 2 次佐餐服用。具有清热宣肺、止咳平喘等作用。适用于热性哮喘。

### 17. 柑橘方

中医学认为，柑橘性微温，味辛、甘，具有理气解郁、化痰平喘等作用；柑橘叶性寒凉，味辛、苦，具有下气调中、化痰平喘等作用。适用于哮喘、肺痈、乳痈等。

(1)柑橘汁 100 毫升，生姜汁 10 毫升，大米 60 克，白糖适量。大米入锅，加水煮至粥将成，加入其余 3 味和匀煮成粥即可。每日 1 剂，分 2 次服用。具有理气解郁、止咳平喘、和胃止呕等作用。适用于肝胃不和性哮喘等。

(2)芦柑肉 60 克，金橘饼丁块 3 个，白果肉 10 个，粳米 100 克，饴糖适量。粳米入锅，加水煮至米化开，加入其余各味煮成粥即可。每日 1 剂，分 2 次服用。具有理气化痰、止咳平喘等作用。适用于各型哮喘。

(3)橘子皮、柚子皮各 15 克，川贝母末 9 克，大米 100 克，甜味素适量。前 2 味水煎取汁，入大米煮至粥将成，加入川贝母、甜味素和匀煮成粥即可。每日 1 剂，分 2 次服用。具有理气化痰、止咳平喘等作用。适用于各型哮喘。

(4)鲜柑树叶 1 000 克,红糖 500 克。柑树叶入锅,加水 1 500毫升煎煮取汁,再加入红糖煎煮浓缩成 1 000 毫升糖浆,备用。每日 3 次,每次 20 毫升口服。具有补中缓急、下气平喘等作用。适用于哮喘等。

## 18. 杨梅和枇杷方

中医学认为,杨梅性温,味酸、甘,具有消烦止渴、化痰消食、健胃提神等作用。适用于口渴、咳嗽、痰多的过敏性哮喘。枇杷性凉,味甘、酸,具有润燥清肺、止咳和胃等作用。适用于咳嗽气逆、痰多口渴性哮喘等。

(1)新鲜杨梅 1 000 克,低度曲酒 2 000 毫升,白糖 500 克。各味入盛器,密闭贮存 1 个月后启用。每日 2～3 次,每次取杨梅 5～10 个及酒 1 小杯服用。具有化痰平喘、抗过敏等作用。适用于过敏性哮喘。

(2)枇杷肉丁块 100 克,杏仁(打碎)10 克,大米 60 克,甜味素适量。大米入锅,加水煮至米化开,加入其余 3 味煮至粥成即可。每日 1 剂,分 2 次服用。具有清热润肺、止咳化痰、平喘等作用。适用于咳嗽气逆、口渴痰多性哮喘。

(3)鲜枇杷叶 50 克,川贝母 10 克,粳米 60 克,白糖适量。前 2 味水煎取汁,入粳米煮成粥,加白糖调味即可。每日 1 剂,分 2 次服用。具有清肺宣肺、止咳平喘等作用。适用于热性哮喘等。

## 19. 柿子和莲子方

中医学认为,柿子性寒,味甘、涩,具有补虚健脾、润肺清热、镇咳平喘、生津止渴、抗菌消炎等作用。适用于肺脾虚咳喘、哮喘等。莲子性平，味甘、涩，具有健脾益肾、扶正平喘、养心安神等作用。适用于体虚哮喘等。

(1)熟柿子肉丁块 100 克，柿叶、大米各 60 克，木糖醇适量。柿叶水煎取汁，入大米煮化，加柿子煮成粥，加木糖醇调味即可。每日 1 剂，分 2 次服用。具有清热润肺、止咳平喘等作用。适用于热性哮喘等。

(2)柿霜饼丁块 60 克，桑白皮 10 克，粳米 100 克，饴糖适量。桑白皮水煎取汁，入粳米煮化，加入柿霜饼煮成粥，加饴糖调味即可。每日 1 剂，分 2 次服用。具有清热宣肺、止咳平喘等作用。适用于热性哮喘等。

(3)莲子肉 20 克，山药肉丁块、粟米各 60 克，甜味素适量。莲子肉、粟米入锅，加水煮至米化开，加入山药和匀煮成粥，再加甜味素调味即可。每日 1 剂，分 2 次服用。具有补益脾肾、补虚平喘等作用。适用于虚性哮喘等。

(4)莲子心 1 克，绿茶 3 克，白糖适量。各味入杯，冲入沸水，加盖闷 10 分钟即可。每日 1 剂，代茶饮用，冲淡为止。具有清热宣肺、止咳平喘等作用。适用于热性哮喘等。

## 20. 梨和无花果方

中医学认为，梨性凉，味甘、微酸，具有清热化痰、生津止渴、止咳平喘等作用。适用于急、慢性支气管炎，哮喘等。无花果性平，味甘，具有补脾益胃、润肺利咽、润肠通便、止咳平喘等作用。适用于燥热咳嗽、哮喘便秘等。

(1)连皮梨肉块 150 克，川贝母末 10 克，冰糖适量。各味入锅，加水适量，煮至梨酥熟即可。每日 1 剂，分 2 次服用。具有清热宣肺、止咳平喘等作用。适用于热性哮喘。

(2)连皮梨丁块200克，冬瓜仁30克，苦杏仁10克，大米100克，白糖适量。冬瓜仁、苦杏仁水煎取汁，入大米煮化，加入梨和匀煮成粥，加白糖调味即可。每日1剂，分2次服用。具有清热除烦、润肺平喘、化痰止咳等作用。适用于热性哮喘痰多等。

(3)无花果汁100毫升，苦杏仁末6克，大米60克，甜味素适量。大米入锅，加水煮至粥将成，加入其余3味和匀煮成粥。每日1剂，分2次服用。具有润肺止咳、补虚平喘等作用。适用于虚性哮喘。

## 21. 猕猴桃方

中医学认为，猕猴桃性寒，味甘、酸。具有清热利湿、生津止渴、解毒消炎、镇咳祛痰、祛脂降压等作用。适用于支气管炎、过敏性哮喘、高脂血症等。猕猴桃的胡萝卜素、B族维生素、维生素C、钙、铁、氨基酸及粗纤维果胶等含量较高，对哮喘防治有益。

(1)猕猴桃肉丁块100克，杏仁(打碎)20克，桑白皮30克，大米60克，甜味素适量。杏仁、桑白皮水煎取汁，入大米煮至粥将成，加入猕猴桃、甜味素和匀煮成粥即可。每日1剂，分2次服用。具有清热宣肺、化痰止咳、降气定喘等作用。适用于热性过敏性哮喘。

(2)猕猴桃汁100毫升，芦根、竹茹各15克，生姜3片，粳米60克，木糖醇适量。芦根、竹茹、生姜水煎取汁，入粳米煮至粥将成，加入其余2味和匀煮成粥即可。每日1剂，分2次服用。具有清热宣肺、止咳定喘等作用。适用于过敏性哮喘等。

(3)猕猴桃肉丁块 100 克,百合、白果仁各 10 克,柚子皮、大米各 60 克,白糖适量。柚子皮水煎取汁,入大米煮化,加入百合、白果仁煮至粥将成,再加入其余 2 味煮成粥即可。每日 1 剂,分 2 次服用。具有清热宣肺、止咳化痰、理气平喘等作用。适用于过敏性哮喘等。

## 22. 核桃仁方

中医学认为,核桃仁性温,味甘。具有补肾助阳、补肺敛肺、镇咳祛痰、纳气平喘、润肠通便、祛脂降压、健脑抗衰等作用。适用于肺肾虚性哮喘、肠燥便秘、高脂血症等。核桃仁的维生素 A、B 族维生素、维生素 E、钙、铁、锌及不饱和脂肪酸等含量较高,对哮喘防治有益。

(1)核桃仁 20 克,甜杏仁(打碎)15 克,白果仁、莱菔子各 10 克,白糖适量。莱菔子水煎取汁,入前 3 味煮酥软,加入白糖调味即可。每日 1 剂,分早晚 2 次服用。具有补肾纳气、止咳平喘等作用。适用于肾气不足哮喘等。

(2)核桃仁、熟地黄各 20 克,巴戟天、蛤蚧末各 10 克,大米 100 克,白糖适量。熟地黄、巴戟天水煎取汁,入核桃仁、大米煮至粥将成,加入蛤蚧、白糖和匀煮成粥即可。每日 1 剂,分 2 次服用。具有温肾纳气、止咳平喘等作用。适用于肾阳不足性哮喘等。

(3)核桃仁 20 克,灵芝末、杏仁末各 10 克,粳米 100 克,红糖适量。核桃仁、粳米入锅,加水煮至粥将成,加入其余 3 味和匀煮成粥即可。每日 1 剂,分 2 次服用。具有温肾润肺、止咳平喘等作用。适用于肺肾虚性哮喘等。

(4)炒核桃仁末 30 克,山药肉丁块、大米各 60 克,红糖适量。大米入锅,加水煮化,加入山药煮至粥将成,加入其余 2 味和匀煮成粥即可。每日 1 剂,分 2 次服用。具有温肾健脾、纳气平喘等作用。适用于脾肾虚性哮喘。

## 23. 茶叶方

中医学认为,茶叶性微寒,味甘、苦。具有清头目、除烦热、化痰止咳、消食利尿、平喘解毒、去脂降压、健脑防衰、防治肿瘤等作用。适用于眼疾、痰咳、哮喘、食积、肥胖、痢疾、肠炎、大便不利等。茶叶的胡萝卜素、B 族维生素、维生素 C、维生素 E、铁、铜等含量较高,对哮喘防治有利。

(1)茶叶、川厚朴各 6 克,杏仁、苍术、扁豆各 10 克,党参 12 克,生姜 3 克,甘草 5 克,大枣 10 枚,大米 100 克,白糖适量。前 8 味水煎取汁,入大米、大枣煮成粥,加白糖调味即可。每日 1 剂,分 2 次服用。具有益气健脾、化痰祛湿、理气平喘等作用。适用于脾胃久虚、痰湿内蕴性哮喘者。

(2)绿茶末 16 克,五倍子 30 克,酵糟 120 克。五倍子捣烂为末,与其余 2 味和匀,同置于容器中拌匀,待发酵表面长出白霜时取出,放入盘中,摊平切成小块,晒干,贮存备用。使用时,取出 1 块,放入杯中,冲入沸水泡饮,每日 1～2 次,代茶饮用,可连用 2～4 周。具有敛肺平喘等作用。适用于肺阴虚兼有津伤口渴、久咳不止、汗多的哮喘患者。

(3)茶树根 50 克,生姜 6 克,蜂蜜适量。前 2 味水煎取汁,稍凉后,加入蜂蜜调味即可。每日 1 剂,代茶饮用,可连用 10～15 天。具有温润、肃肺、平喘等作用。适用于肺阴虚兼有痰热内郁、痰黏难咳、心悸胸闷、腿肿的哮喘者。

(4)红茶5克,红参3克,鲜牛奶100毫升,红糖适量。前2味水煎取浓汁,待用;牛奶入锅煮沸,倒入药汁及红糖和匀再煮沸即可。每日1剂,空腹代茶缓慢温饮,可连用2～3个月。具有益气健脾、温肺平喘等作用。适用于脾气久虚而咳喘无力、自汗怕冷、气短的哮喘患者。

(5)绿茶5克,鲜荔枝肉50克,红糖适量。各味入杯,冲入沸水,加盖闷15分钟即可。每日1剂,分2次服用。具有滋阴补肾、纳气平喘等作用。适用于肾阴虚表现为咳痰胸闷的哮喘患者。

(6)茶叶6克,荞麦面120克,蜂蜜60克。茶叶研为细末,荞麦面炒熟,与蜂蜜一起和匀,贮存备用。每次取20克,以沸水冲泡,代茶饮用,每日1～2次。具有止咳化痰、下气平喘、润肠通便等作用。适用于哮喘。

(7)茶叶、百合各等量,蜂蜜适量。前2味焙干,共研为末和匀,以蜂蜜调丸如梧桐子大小,备用。每日1～2次,每次7丸,温开水送服。具有清热润肺、止咳平喘等作用。适用于热性哮喘。

(8)绿茶6克,鸡蛋2个,2味一起入锅,加水适量,大火煨煮,蛋熟后去蛋壳再煨,待水快干时,取蛋食用。每日1剂,每次吃蛋1个,连用15日为1个疗程。具有化痰止咳、纳气平喘等作用。适用于气血虚性哮喘。